DU CORNAGE
DES CHEVAUX
SON ORIGINE ET SES CAUSES

PAR

PHILIPPE DELABARRE

Précédé d'une lettre du Comte DE MONTIGNY

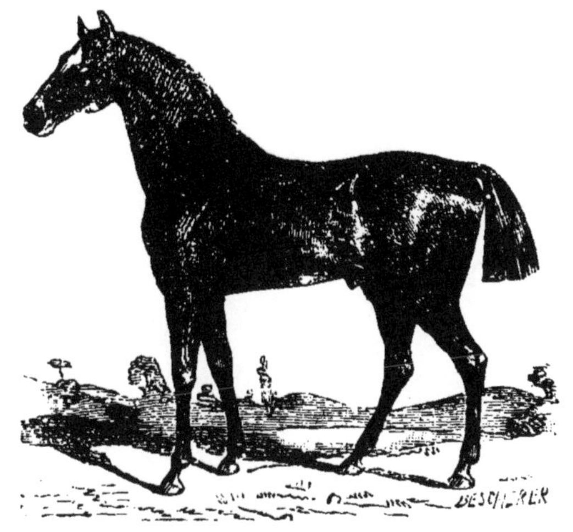

PARIS
GUÉRIN, LIBRAIRE-ÉDITEUR
40, RUE MONGE, 40
1884

DU CORNAGE DES CHEVAUX

SON ORIGINE ET SES CAUSES

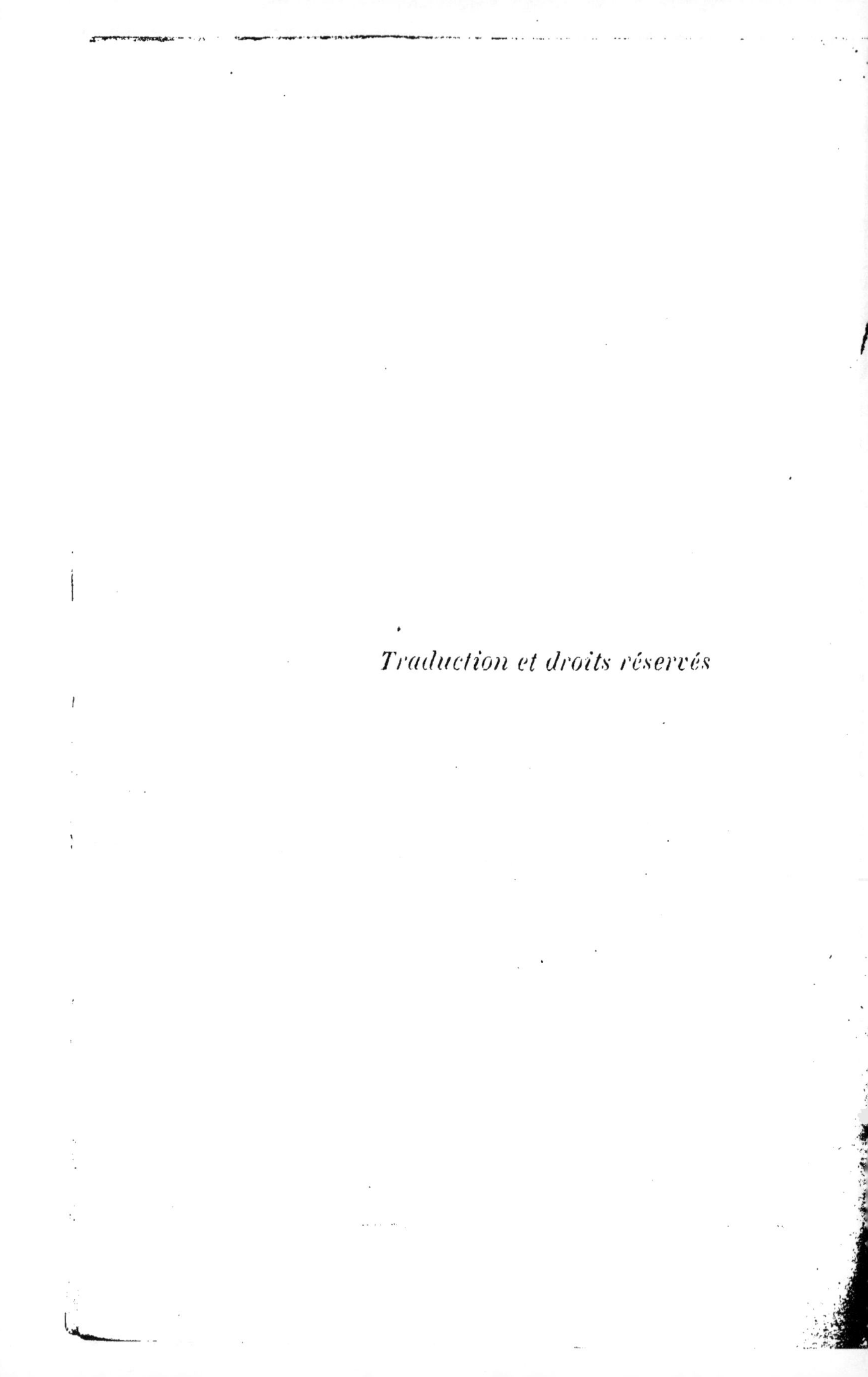

A MONSIEUR PHILIPPE DELABARRE

Paris, le 20 Juillet 1884.

Monsieur,

Vous avez bien voulu me soumettre votre très intéressant travail sur le cornage des chevaux, et me demander mon avis sur sa publication. Je me fais un devoir de répondre à votre appel et de vous dire ma pensée sur la question si controversée qui a fait l'objet de vos investigations consciencieuses, tout en me déclarant absolument incompétent pour résoudre un problème aussi difficile et sur lequel les savants n'ont osé se prononcer.

Jamais on ne s'est à si juste titre préoccupé du cornage, véritable fléau de l'élevage, envahissant les meilleures écuries, au point d'apporter le découragement dans nos plus importants centres chevalins.

On comprend sans peine que l'administration des haras, sous l'impression de ce désastre croissant, ait fait appel aux lumières de nos plus habiles médecins vétérinaires, pour signaler, si possible avec certitude, la cause du mal, et affirmer, si, conformément à l'opinion générale, le cornage est un mal sans remède.

Jusqu'à présent, les hommes dont l'opinion fait loi n'ont donné aucune réponse concluante ; le champ est demeuré libre, et chacun a le droit d'expliquer le phénomène à son point de vue et de lui attribuer une cause et une origine plus ou moins rationnelles. C'est là, Monsieur, le but que vous vous êtes efforcé d'atteindre.

Le cornage est, à mon humble avis, un des plus tristes caractères de la dégénérescence de l'espèce chevaline en général, et de son type le plus parfait et le plus réussi : « Le pur sang ». Les publications anglaises les plus estimées sur cette matière, parlaient, il y a déjà 15 ans, du cornage avec effroi et l'amiral Rouss ne comprenait pas qu'il fût toléré sur l'hippodrome.

Le savant amiral, avec l'accent de la détresse, s'exprimait alors à peu près dans ces termes : « Le pur sang s'atrophie, « il est en décadence, il devient sujet aux maladies constitu- « tionnelles, les produits les plus nobles sont atteints de cor- « nage et tarés à ce point d'inspirer les craintes les plus sé- « rieuses sur leur descendance, et il ajoutait : nous devons « féliciter l'élevage français d'avoir combattu si ouvertement « le cornage dans le choix de ses reproducteurs. »

« Retournons à l'arabe, disaient, déjà à cette époque, les « hippologues Anglais qui voyaient sainement et de loin ! »

Comme vous le dites très bien, il s'est produit dans la race de pur sang une transformation si complète, qu'on y retrouve difficilement les caractères distinctifs de l'arabe. La tête s'est grossie, allongée, les rayons articulaires se sont surtout modifiés, car tout a été calculé et fait, en vue d'une vitesse croissante. Pendant une longue suite de générations, l'effort de la nature a été incessant, et enfin le poulain de deux ans a dû dépenser, dans ses élans fougueux et précoces, la plus belle somme de sa vitalité. Que de cette transformation forcée, dans un but défini, que de ses efforts excessifs, il résulte une dégénérescence manifeste, puis une atrophie des voies respiratoires et enfin héréditairement une prédisposition à l'affection du cornage; il n'y a rien que de rationnel. Le cornage est une tare acquise d'abord, puis transmise héréditairement comme les autres tares.

Que les reproducteurs de pur sang, sans être corneurs eux-mêmes, mais subissant la loi fatale de l'atavisme, aient ransmis dans leur croisement avec nos races une disharmonie dans les voies respiratoires et inoculé une prédisposition au cornage, c'est encore une théorie que le physiologue peut admettre dans une certaine mesure, et la vicieuse conformation des têtes, que nous constatons trop souvent, pourrait encore expliquer l'origine de l'affection dans nos produits de demi sang.

D'autre part, il est évident que les croisements multiples des races étrangères avec les nôtres ont pu introduire chez nous un mal nouveau, une affection inconnue, il y environ un siècle et que l'on retrouve du reste en Russie, en Amérique, en Allemagne et en Hongrie. Nos chevaux sont-ils plus sujets au cornage que ceux des autres pays ? Je tiendrais à savoir si les étalons français achetés pour la remonte des haras étrangers ont produit des corneurs au point d'être réformés de la reproduction.

M. Gayot dont je respecte le vrai savoir, celui qui pardonne l'erreur, qui commande le doute, et prescrit l'investigation, croit trouver dans le sol et les divers milieux d'élevage, la cause première et le développement de l'affection. « La cause du mal » je me permets d'en douter, « son développement » je l'admets.

Si les centres d'élevage avaient pu donner naissance à l'affection ; il y a des siècles qu'elle serait connue et l'élevage lui-même ayant fait d'incontestables progrès, le cornage eut été victorieusement combattu.

Il a toujours été démontré qu'une certaine conformation de tête est un symptôme ou une prédisposition au cornage qui, s'il demeure dans les premières années à l'état latent,se dévéoppera rapidement sous une influence morbide telle que la gourme ou l'angine.

On serait, en résumé, autorisé à croire que l'espèce chevaline soumise à des transformations constantes, en vue même de son appropriation à nos besoins et aux exigences du commerce, subit aujourd'hui les conséquences de sa domestication.

Les anglais tenus si longtemps pour nos maîtres dans la science de transformer et fabriquer les animaux, en vue de leur industrie et de leurs goûts sportifs, ont forcé la nature au delà de ses justes limites et de la saine physiologie.

Ils ont, dans leur regrettable exagération, fini par sacrifier dans le cheval, l'harmonie et l'équilibre à une somme dangereuse d'influx nerveux et à une force musculaire développée aux dépens des articulations et des membres. Le pur-sang de nos jours est-il à comparer à celui qu'il y a 40 ans nous ne pouvions nous lasser d'admirer au haras du Pin ? Celui-là n'était pas corneur ! !

Le cornage peut-il être combattu avec succès ? Il m'est permis d'en douter. Il demeurera au nombre des affections plus ou moins graves et fréquentes qui atteignent l'espèce chevaline. Il n'existe que des palliatifs : « un rigoureux ostra-« cisme frappant impitoyablement les étalons et les pouli-« nières ; l'achat exclusif de chevaux de pur sang nés en « France et après examen de leur origine ; les épreuves de « cornage très sévères pour les étalons de demi-sang, et une « étude scrupuleuse de la provenance paternelle et maternelle. »

Je vous félicite sincèrement, Monsieur, d'avoir si méthodiquement étudié la redoutable affection du cornage. Vous avez bien observé, et si votre travail ne dit pas le dernier mot, il donne tout au moins beaucoup à penser et appelle l'attention des acheteurs sur la conformation de tête de nos produits. L'observation constante de la nature apprend à bien voir, ce qui est le premier pas, le plus sûr et le plus solide sur le domaine de la science. Or tout homme qui apporte modestement une petite pierre pour construire l'édifice de cette science précieuse, a droit à l'estime de ses semblables ou ce qui vaut mieux encore, à la satisfaction de sa conscience. Puisse votre œuvre provoquer de nouvelles recherches, même parmi vos contradicteurs, et faire ainsi jaillir dans toute sa plénitude la lumière que nous attendons.

Agréez l'expression de mes sentiments les plus distingués.

Comte de Montigny.

INTRODUCTION

DE MINIMIS NON CURAT PRETOR...

« Un certain nombre de faits ont été « produits, qui portent à admettre la lon- « gue durée possible des périodes pendant « lesquelles la morve, en pleine possession « de l'organisme, peut demeurer cependant « assez dissimulée pour qu'on la mécon- « naisse.

« *Beaucoup de vétérinaires se refusent « d'accepter cette opinion.*

« Il est donc du plus haut intérêt d'ac- « cumuler les preuves cliniques de la jus- « tesse de cette manière de voir, afin que « tout le monde se trouve obligé, par la « force des choses, à rompre avec les an- « ciennes croyances. L'attention étant « maintenant fixée sur cette importante « question, nous ne tarderons pas à voir « se multiplier les faits qui serviront à l'é- « clairer. Il appartient surtout aux vétéri- « naires militaires de poursuivre ces études « qui ne peuvent manquer de devenir fé- « condes entre leurs mains. »

(H. BOULEY, *Chronique* du *Recueil*, 1876, pages, 882, 885, 889.)

Comme le constatent les lignes qui précè- dent, une divergence complète d'opinions règne parmi les spécialistes, au sujet de la Morve.

Un ouvrage dû à la plume de M. Aurregio,

vétérinaire en 1er au 4e régiment de cuirassiers; ouvrage publié, en 1882, chez Asselin et Cie, contient une foule de citations curieuses relatant les opinions diverses et souvent contradictoires des vétérinaires au sujet de la morve, à l'égard de laquelle les uns restent franchement spontanéistes, les autres exclusivement contagionistes.

Notre but unique, en faisant cette citation, en tête de notre livre, est de constater que, certainement, les spontanéistes et les contagionistes ne sont pas également dans le vrai les uns et les autres, en ce qui concerne la morve, quoique l'ayant étudiée d'une façon consciencieuse, chacun au point de vue de ses théories personnelles.

Il nous appartient, moins qu'à qui que ce soit, de nous prononcer en faveur de l'une ou de l'autre de ces deux opinions contradictoires; mais, il ressort clairement des nombreuses citations contenues dans l'ouvrage de M. Aurregio, et de celle que nous faisons plus haut, que M. Bouley, lui-même, à partagé successivement les deux opinions, qu'il a tour à tour défendues.

En présence de cette indécision, de la part d'un savant aussi éminent que M. Bouley, sur une maladie aussi ancienne que la morve, aussi étudiée, presque en tous pays et en tous temps, comment arrivera-t-on à dégager la vérité?

Nous n'avons pas, en posant cette question, la prétention de la résoudre, d'autres plus autorisés que nous n'y étant pas jusqu'ici parvenus; nous nous bornons simplement à tirer de ce qui précède cette conclusion: que, si pour la morve, de telles dissidences existent, en attendant des preuves résultant d'études et d'observations péremptoires, il n'y a rien de surprenant à ce que le cornage ait été jusqu'ici mal défini, insuffisamment étudié, et attribué à des causes erronées, lui, dont l'apparition est plus récente et dont la propagation ne peut se produire ni par contagion, ni par épizootie.

Le cornage, en outre, ne s'étant propagé sensiblement que depuis ces dernières années, n'a pu être l'objet d'études aussi approfondies, partant aussi parfaites.

C'est donc dans le but unique d'éclairer, si faire se peut, la question, après y avoir consacré de longues études, et avec la conviction profonde d'indiquer, tout au moins, son origine vraie, sinon le remède à y apporter, que nous nous décidons à écrire ce livre.

Les paroles de M. Bouley, citées plus haut, nous ont semblé opportunes à rapporter à l'occasion d'un arrêté pris le 29 mars 1881 par le

Ministre de l'Agriculture et du Commerce au sujet du cornage et établissant l'ouverture d'un concours pour aviser aux moyens de combattre cette affection.

Un rapport de l'honorable M. Gayot résumant l'opinion de la commission nommée à cet effet, ayant signalé une divergence complète dans l'opinion des divers concurrents et déclaré qu'aucun des mémoires présentés n'était de nature à mériter la récompense promise, la question reste à l'ordre du jour.

Si la commission s'était prononcée en décernant le prix affecté à ce concours, nous nous abstiendrions en présence de la chose jugée. Mais, en face de la décision prise, la question du cornage nous paraît restée pendante pour le public et il nous semble intéressant de lui soumettre ici le résultat d'études que nous croyons de nature à jeter un peu de lumière sur ce sujet jusqu'à présent resté obscur.

Ce court exposé nous a paru nécessaire pour rendre plus claire, plus saisissable la suite de notre travail, c'est pourquoi nous nous sommes permis cette courte disgression.

Nous reproduisons ci-dessous l'arrêté, auquel il est fait allusion plus haut, pour servir de cadre à notre étude, en expliquer la marche et la forme, et mettre sous les yeux de notre juge :

— le public compétent, — *les éléments du procès dont nous tentons ici le plaidoyer.*

ARRÊTÉ

LE MINISTRE DE L'AGRICULTURE ET DU COMMERCE

Vu la délibération du conseil supérieur des Haras ; sur la proposition du directeur des Haras.

Arrête :

Article Premier.

Il est ouvert un concours pour les meilleurs traités sur le cornage des chevaux.

Art. II.

Deux prix sont affectés à ce concours. Le premier, consistant en une somme de 1,500 francs et une médaille d'or, sera décerné à l'auteur du mémoire classé avec le n° 1 ; le second, consistant en une somme de 500 francs et une médaille d'argent, sera remis à l'auteur du traité classé avec le n° 2.

Art. III.

Une commission spéciale, présidée par le directeur des Haras, sera chargée de la position des questions et du classement des mémoires par ordre de mérite.

ART. IV.

Les concurrents pourront prendre connaissance des questions posées, à partir du 15 avril prochain, au Ministère de l'Agriculture et du Commerce, 244, boulevard Saint-Germain (Direction des Haras). Ces questions seront d'ailleurs livrées à la publicité.

ART. V.

Les manuscrits devront être déposés au même lieu avant le 15 octobre, à quatre heures du soir. Ils devront porter une devise.

Un pli cacheté reproduisant cet épigraphe et portant le nom de l'adresse de l'auteur devra être joint à chaque manuscrit. Ce pli ne sera ouvert qu'après le travail de la commission.

ART. VI.

En recevant leurs prix, les lauréats devront déclarer s'ils ont l'intention de publier eux-mêmes leur ouvrage dans le délai de six mois au plus.

En cas d'inexécution de cette formalité, l'ouvrage deviendra la propriété de l'administration, qui, dans tous les cas, conservera les manuscrits déposés.

Paris, le 29 Mars 1881.

Signé : P. TIRARD.

ARRÊTÉ.

LE MINISTRE DE L'AGRICULTURE ET DU COMMERCE.

Vu l'arrêté ministériel en date de ce jour ; sur la proposition du directeur des Haras ;

ARRÊTE :

Sont nommés membres de la commission chargée de diriger le concours relatif aux meilleurs traités sur le cornage des chevaux :

MM. DE CORMETTE, Directeur des Haras, Président ;

DE LAIRE, Inspecteur Général des Haras ;

FROIDEVAUX, Inspecteur Général des Haras ;

GAYOT, membre du Conseil supérieur des Haras ;

BOULEY, membre de l'Institut, inspecteur général des Écoles vétérinaires ;

LAVALARD, président de la Société centrale vétérinaire ;

GOUBAUX, directeur de l'École vétérinaire d'Alfort ;

LEBLANC, membre de la Société centrale vétérinaire ;

SANSON, professeur de zootechnie à l'Institut National agronomique ;

DE BEAUVERT, chef de bureau au Ministère de l'agriculture et du commerce, secrétaire.

Paris, le 29 mars 1881.

Signé : P. TIRARD.

Par décision en date du 10 *avril* 1881, *M. le Ministre a adopté le questionnaire suivant établi par la commission dans sa séance du* 7 *de ce mois :*

1e *Question*. — Qu'entend-on par le cornage chronique ?

2e *Question*. — Quelle est la nature et quel est le siége de ce vice ?

3e *Question*. — Traiter la question au point de vue de l'hérédité ?

4e *Question*. — Quelles sont les causes du cornage en dehors de l'hérédité ?

5e *Question*. — Quelle peut être l'influence du climat, des localités et du régime ?

6e *Question*. — Quels sont les moyens de reconnaître l'existence du cornage dans les deux sexes, et notamment chez la jument pleine, sans risquer de nuire au produit ?

7e *Question*. — Quelle règlementation pourrait-on appliquer aux étalons de l'industrie privée afin d'empêcher la propogation de ce vice ?

LE CORNAGE CHEZ LE CHEVAL

CHAPITRE I

QU'ENTEND-ON PAR CORNAGE

> « Une idée nouvelle est un coin que l'on ne peut « faire entrer que par le gros bout. »
>
> FONTENELLE.
>
> « La science vraie consiste plus dans l'examen sé- « rieux et impartial d'un sujet, que dans le parti- « pris de soutenir systématiquement une théorie. »

Comme nous le disions plus haut, cet exposé était nécessaire avant de traiter notre sujet. Il nous paraît impossible, après avoir lu cet arrêté, d'admettre autre chose, de la part de son inspiratrice « l'administration des Haras » que le désir de s'éclairer. On ne peut ce nous semble y voir qu'un aveu formel, sinon d'ignorance absolue sur la matière, au moins d'une connaissance très et trop imparfaite de l'affection qu'elle met à l'étude puisque le questionnaire lui-même, contenu dans l'arrêté cité plus haut, ne donne qu'une appréciation vague, incomplète, et mal définie, des caractères et de l'origine du cornage de ses conséquences et de son mode de propagation.

Ceci est tellement vrai que si l'on prend la peine de réfléchir un instant sur les termes mêmes de la première des questions posées, on y trouve une preuve de routine, bien plus que d'ignorance proprement dite. Et les auteurs de ce questionnaire quoique tous éminents, au point de vue scientifique, y ont émis, par inadvertance, une hérésie choquante.

Comment expliquer, en effet, de la part d'hommes, tous d'une science avérée, cette obstination à qualifier d'une façon absolument impropre, *cornage chronique*, l'affection dont ils proposent l'étude.

Nous avons eu beau chercher et tourmenter vainement notre faible intelligence, nous n'avons pu trouver d'autre explication vraisemblable que celle-ci : habitude aussi irréfléchie qu'invétérée ; disons le mot : routine.

Jadis, et chacun sait pendant combien de temps cette locution a persisté, les médecins les plus expérimentés, les professeurs les plus érudits, ne désignaient jamais l'organe qui conduit l'air aux poumons (*la trachée* en un mot), qu'en y accollant celui d'artère (*trachée-artère.*) Or, quel rapport y eut-il jamais entre la trachée et les vaisseaux conducteurs du sang? Sur quel fondement a-t-on jamais pu appuyer une telle dénomination? Comment expliquer une telle aberration si ce n'est par le besoin que les savants d'autrefois (dont Molière a si spirituellement fait la critique), éprouvaient de ne parler qu'avec emphase, et de n'employer que des termes ronflants, croyant ainsi faire preuve d'érudition? Puis la transmission de cette expression défectueuse se propagea ainsi, sans réflexion, jusque dans ces derniers temps où seulement on en fit justice :

Dans la désignation du cornage qui nous occupe ici, il en est de même. En effet la commission, dont nous reproduisons plus haut la composition, n'a-t-elle pas demandé : *Qu'entend-on par le cornage chronique?*

Pourquoi *chronique?*

De tous temps et invariablement, on a attaché à ce mot « chronique », une idée de délai, de temps ; au mot grec χρονος d'où vient son étymologie, on ne peut en aucun cas attribuer d'autre sens. C'est également dans ce même ordre d'idées que la science s'est vue obligée de créer ce mot afin de l'opposer au qualificatif aigü.

Toutes les affections traitées ou définies par les médecins sont groupées, en effet, en trois catégories bien définies, bien distinctes, que l'on classe en maladies aigües, maladies chroniques et maux incurables. Or, il faut bien admettre que, si la science a reconnu la nécessité de classer sous ces trois dénominations génériques, en quelque sorte, les diverses affections qui tour à tour passent sous ses yeux, ce n'est que dans le but d'expliquer d'un seul mot la nature du mal qu'elle a à observer et suivant les moyens curatifs dont elle dispose, ou l'impuissance dans laquelle elle se trouve de le guérir.

Il résulte fatalement de ces trois qualificatifs ;

1° Qu'un mal aigü est celui qui, suivant une marche déterminée, dure un temps prévu, après l'expiration duquel la guérison se produit, si rien ne vient en entraver la marche et y apporter des complications inattendues ;

2° Qu'une maladie chronique est celle qui peut durer un laps de temps plus ou moins prolongé, sans qu'on en puisse prévoir l'issue, et souvent sous l'influence de causes imprévues et parfois aussi inexplicables qu'impossibles à prévoir ou à apprécier ;

3° Qu'une affection incurable est celle dont la guérison est regardée comme impossible et contre laquelle les moyens, dont dispose la science, restent impuissants.

Nous ne prétendons certes pas faire ici étalage de savoir, convaincu que nous sommes de notre infériorité comparée à la valeur reconnue des savants dont nous relevons ci-dessus l'erreur. Mais cette courte définition, en catégories distinctes, des maladies en général, nous a semblé indispensable pour appuyer notre dire et démontrer péremptoirement la vérité de notre critique.

Or, si une affection quelconque est réputée par les spécialistes inguérissable ; si les moyens thérapeutiques ou chirurgicaux que l'expérience et la science mettent à leur service leur semblent impuissants ; s'ils reconnaissent comme inutile toute tentative de guérison, pourquoi ne pas la qualifier d'incurable et non de chronique ?

Je n'ignore pas que l'on peut invoquer contre ma démonstration l'usage consacré, l'habitude contractée, l'acception reçue de cette dénomination. Telle est, croyons-nous, la seule argumentation qu'on puisse nous opposer, mais qu'on veuille bien remarquer que cet argument en lui-même nous donne pleinement raison.

Est-ce que ces mêmes raisons n'ont pas été pendant des siècles les seules qui maintiennent la dénomination de trachée-artère à tort? Donc nous le répétons: *Routine* et pas autre chose.

Nous nous croyons donc fondé à blâmer cette annexion du mot « *chronique* » au cornage, que nous ne croyons pas susceptible de guérison quand il est notoire, et à rejeter absolument cette locution comme défectueuse à tous égards.

En effet, cette désignation « cornage chronique » nous place en présence d'un dilemme : ou le cornage existe chez un sujet déterminé, ou ce sujet n'en est pas atteint.

Or, s'il est affecté de la maladie, les vétérinaires eux-mêmes croient si peu à sa guérison, qu'ils regardent comme impossible, qu'ils ne tentent même pas de traitement curatif contre elle. Nous croyons donc pouvoir affirmer que, si cette dénomination n'est pas absolument fausse, elle est tout au moins erronée, et par conséquent mal appropriée au sujet. Il serait plus logique de le dénommer « *cornage incurable* » ou mieux encore tout simplement, « *cornage.* »

C'est donc à cette dernière manière que nous nous arrêtons et c'est ainsi que, dans la suite de ce travail, nous continuerons de le désigner, sans tenir aucun compte de la consécration, aussi défectueuse qu'illogique, de la locution adoptée par les spécialistes.

Toutefois et exceptionnellement, on rencontre des sujets chez lesquels la maladie disparaît après les avoir atteints ; mais alors, plus apparente que réelle, elle n'était, chez eux, qu'accidentelle, et occasionnée passagèrement par des suites de gourmes ou autres affections de la gorge. Dans ce cas les symptômes du mal peuvent faire croire au cornage réel quoiqu'il ne soit en réalité qu'apparent. Et nous nous croyons autorisé à prétendre que la cause qui fait croire au cornage, n'est alors que le résultat de symptômes imparfaitement observés, qui, présentant à première vue des rapports assez intimes avec le cornage caractérisé, entraînent l'observateur à diagnostiquer, trop à la légère, l'affection elle-même, tandis qu'ils n'ont sous les yeux qu'une affection de la gorge plus ou moins passagère. C'est alors que le mal confondu à tort avec le cornage vrai, est réellement

« *chronique* », et qu'il disparaît à la longue, parfois tout à coup et sans qu'une médication quelconque y ait été appliquée.

Il n'est guère que le propriétaire d'un cheval sortant de gourmes et « *cornant* » après sa gourme, qui seul puisse s'attendre à voir disparaître cette maladie ; encore ce résultat est-il, pour lui-même, souvent fort aléatoire.

Il est indispensable de signaler, ici, une conséquence fréquente des suites de gourmes, d'angines et autres maux de gorge qui souvent, est à tort confondue avec le cornage. A la suite de ces maladies, il arrive fréquemment que le sujet rétabli, ayant recouvré gaieté, force, appétit, fait entendre, aussitôt que l'exercice accélère sa respiration, et quelquefois même au repos, un bruit ou sifflement semblable à celui qui dénote la présence du cornage. Cette anomalie de respiration ne provient, le plus souvent, que d'une altération des cordes vocales qui se trouvent voilées, distendues ou congestionnées, à la suite de l'irritation apportée dans la glotte ou dans le larynx, par les maux de gorge divers que nous venons d'indiquer.

Dans les affections des cordes vocales, le bruit du cornage est plus accentué dans l'aspiration que dans l'expiration ; il est donc facile à l'observateur attentif de distinguer, sans confusion possible, de laquelle des deux causes provient le bruit.

Ce fait se produit souvent et, pour notre part, nous croyons que c'est seulement dans ces circonstances que le cornage (ainsi dénommé mal à propos) est susceptible de guérison et par conséquent « *chronique*. »

Avant d'aller plus loin, n'est-il pas à propos de voir ce qu'est le cornage ? N'est-ce pas le moment d'en tenter une définition juste et exacte? Nous allons l'essayer.

CHAPITRE II

CARACTÈRES DISTINCTIFS DU CORNAGE

Selon nous, le cornage résulte d'une difficulté dans la respiration de certains chevaux, elle se révèle au premier abord, par un bruit particulier plus ou moins accentué, partant plus ou moins perceptible, dont la présence ne se trahit ordinairement que sous l'effet de l'accélération de la respiration résultant de l'exercice. Ce bruit, comparable à une sorte de sifflement ou de ronflement, est plus ou moins retentissant, suivant les sujets et le degré d'acuité de la maladie. Nous ajouterons que rarement le bruit caractéristique du cornage est perceptible au repos, alors que la respiration est calme et l'animal dans un état de tranquillité complète.

Si l'on veut bien prendre la peine d'observer avec soin la respiration du cheval, soit au repos, soit à l'exercice ou pendant le travail, si pénible qu'il soit d'ailleurs, on remarquera facilement qu'une grande différence existe entre elle et celle de l'homme.

Chez ce dernier, l'introduction de l'air dans les bronches, s'effectue presque indifféremment par la bouche ou par les fosses nasales. Dès que la moindre entrave se trouve, motivée par une cause quelle qu'elle soit, dans le fonctionnement normal et naturel de la respiration de l'homme, aussitôt, la cavité buccale est, sans effort, et instinctivement mise à réquisition. C'est alors par la bouche que la respiration se produit et cela sans perturbation apparente dans les fonctions respiratoires. Tout nous porte même à croire que cette respiration buccale s'effectue, le plus souvent, sans que la personne, objet de cette anomalie, s'en rende à elle-même un compte exact.

Ce mode de respiration est général chez les gens enchifrénés qui respirent par la bouche sans difficulté apparente, sans éprouver de gêne appréciable, et dont l'enchifrènement ne se relève guère qu'à l'émission de la voix. Cet enchifrènement n'est souvent que passager et provient de l'irritation produite par le coryza; mais il est des personnes chez lesquelles cet enchifrènement est à l'état normal et constitue une sorte d'infirmité anodine.

Le cheval, au contraire, dans quelque cas que ce soit, dans quelque circonstance qu'il se trouve, ne respire que par les naseaux; c'est ce qui explique que, sous l'influence du cornage, si l'on ne prend soin de le laisser reprendre haleine, on le voit tomber suffoqué et parfois mourir bientôt de l'asphyxie produite par la suffocation.

Le cornage est, parfois aussi, observé chez l'homme, et cette affection peut exister « *pen-* « *dant des années sans qu'il y ait la moindre* « *difficulté respiratoire*[1]. »

Voici la définition que donne, du cornage, chez l'homme, le « Dictionnaire enclyclopédique » auquel nous ferons, au cours de cette étude, quelques emprunts comparatifs : « *Le* « *cornage est un bruit respiratoire morbide,* « *très rude, entendu à distance, et qui, à son* « *maximum d'intensité, se rapproche à la fois*

[1] Dictionnaire encyclopédique des sciences médicales, publié sous la Direction de M. A. Dechambre (Tome 20).

« du bruit de ronflement du sommeil et du « bruit de râlement de l'agonie. Il est toujours « dû à un rétrécissement survenu sur un point « quelconque des voies respiratoires supé- « rieures ; il résulte des vibrations sonores et « de la colonne d'air qui rencontre le rétrécis- « sement et les tissus qui le constituent[1]. »

Chez le cheval, le cornage résulte d'une gène de respiration plus ou moins accentuée suivant les sujets et le degré plus ou moins aigü de la maladie. Cette difficulté dans la respiration qu'il ne faut pas confondre avec l'oppression, avec laquelle elle n'a aucun rapport, se manifeste plus à l'expiration qu'à l'aspiration. Elle est produite par un resserrement de la partie osseuse des fosses nasales à la hauteur des yeux, c'est à dire vers le point de réunion du chanfrein au front. Ce resserrement fait obstacle à la libre circulation de l'air, à son passage dans les cornets, sorte de petits cônes osseux que renferme le chanfrein, et du nom desquels est dérivé celui de la maladie elle-même.

La présence du cornage se révèle souvent, à première vue, rien qu'à la forme extérieure du chanfrein, plus ou moins fortement bus-

[1] Dictionnaire encyclopédique déjà cité.

qué, et comme tuméfié sur la partie supérieure et antérieure de la face.

Ainsi conformé, le corneur non seulement fait entendre le bruit caractéristique de la maladie, mais, pendant l'exercice, il offre à l'œil de l'observateur les symptômes que présenterait un animal prêt à succomber à une congestion.

Certes, tous les animaux à tête busquée ne sont pas corneurs, il y a des exceptions à cette règle générale, mais, ceux qui présentent cette conformation, doivent tous être mis fortement en suspicion et ont bien des chances pour le devenir.

Les sujets atteints de cette affection souffrent à un tel point que, si on les pousse à un travail quelconque, ils arrivent à tomber, sous l'influence de la suffocation produite par le manque d'air. Cette suffocation, semblable à celle que les mêmes efforts provoquent chez le cheval attelé avec un collier trop petit et soumis à une traction pénible et continue, dégénère, sous l'effet de l'accélération respiratoire, en une véritable asphyxie. L'obstruction au passage de l'air est telle, que l'on serait tenté de l'attribuer à la présence, dans les fosses nasales, d'un corps étranger, qui s'y serait introduit accidentellement et y formerait obstacle. Il n'est pas rare, en effet, de voir des chevaux corneurs, faisant entendre très fortement le bruit pathognomonique du cornage et tellement suffoqués qu'on les voit chancelants et prêts à tomber sous l'effet de cette suffocation et qui, si on les arrête, ne révèlent à l'observation aucune accélération exagérée et anormale du flanc. Or, tout le monde sait que c'est l'examen du flanc qui indique, chez le cheval, toute espèce d'oppression, et annonce la moindre inflammation, le plus léger état morbide des poumons, fut-il même purement momentané.

Nous n'ignorons pas qu'il est des praticiens, qui ont attribué le cornage à une atrophie des muscles pharyngiens, ou même à celle de l'un d'eux seulement. Mais nous croyons pouvoir affirmer que ces spécialistes ont été induits en erreur, et, qu'ayant observé cette atrophie dans un grand nombre d'autopsies, ils ont été amenés à lui imputer la cause du mal dont elle n'est en réalité que le résultat.

En effet, le cheval corneur, par suite de la gêne de respiration qu'il éprouve, fait, quel que soit le travail auquel il est soumis, des efforts continuels et parfois très violents pour faciliter, dans ses poumons, l'introduction de l'air qui y fait défaut.

Sous l'influence de ces efforts, tous les vaisseaux qui entourent le larynx se congestionnent. Cette congestion est d'autant plus accentuée que le travail est plus fréquent, plus pénible ou accéléré, et plus prolongé.

Or, personne ne peut contester que cette congestion se répétant d'abord fréquemment, au début de la maladie, ne dégénère bientôt en un état congestionnel permanent en quelque sorte. Un ralentissement notable dans la circulation périphérique du larynx est le résultat fatal de cet état congestionnel, ralentissement d'autant plus complet que le mal est plus invétéré. De cette absence de circulation, une paralysie de la partie continuellement congestionnée est le résultat inévitable. Et cette paralysie plus ou moins partielle, plus ou moins accidentelle, au début de la maladie, ne peut produire, une fois que les ravages résultant du mal sont complets, qu'une atrophie des muscles fonctionnels de la partie malade.

Cette origine erronée, que l'on prête au cornage, a pris naissance, nous le répétons, dans les constatations qui ont suivi de nombreuses autopsies. Or tout le monde sait que, pour permettre à un malheureux animal corneur de faire un service quelconque, pour le soustraire à la torture que lui occasionne le mal pendant le travail, les vétérinaires pratiquent sur lui la trachéotomie.

Nous n'entreprendrons pas de faire ici, de cette opération, une description qui sort entièrement de notre cadre; qu'il nous suffise de dire que l'effet de cette opération est de permettre au malade de respirer artificiellement, au moyen de l'introduction de l'air dans les poumons par une ouverture pratiquée dans la trachée, au-dessous des ouvertures naturelles. Cette respiration artificielle met alors le cheval dans des conditions respiratoires semblables à celles que nous avons signalées déjà comme le privilége de l'homme qui a la faculté de respirer par la bouche.

Si nous parlons ici de la trachéotomie, ce n'est que pour appuyer davantage notre dire sur l'origine erronée à laquelle on attribue, à tort, la cause du cornage.

En effet, si Messieurs les savants, qui ont étudié la question, s'étaient attachés à pratiquer l'opération sur un certain nombre de sujets, aussitôt que les symptômes du mal se sont révélés chez eux; à les laisser, ainsi opérés, travailler pendant un laps de temps suffisamment long: nous doutons fort qu'ayant été, dès le principe, pourvus de cette respiration artificielle, l'autopsie finale eût permis d'observer sur leur cadavre l'atrophie signalée.

Nous mettons également en doute qu'un seul de ces mêmes savants ose affirmer, — en admettant qu'elle soit possible, — que même l'ablation totale ou partielle de ce ou ces muscles atrophiés, qu'ils signalent comme la cause déterminante de l'affection, puisse présenter quelque chance de guérison.

Il paraît donc absolument logique de regretter que les praticiens qui, les premiers, ont constaté cette atrophie comme un fait pathologique général chez les sujets corneurs, aient arrêté là leurs investigations et aient conclu, aussi légèrement, à la suite de cette observation. Il nous semble que cette constatation, en elle-même, eût dû les amener à la même conclusion que nous, c'est-à-dire, que, loin d'en être la cause, cette atrophie n'est que la résultante du mal.

Une chose qui nous paraît digne de fixer l'attention et donner plus de force encore à notre déduction sur l'origine erronée donnée au cornage, est la suivante : Plusieurs cas de cornage avéré ont été relatés chez l'homme par des notabilités médicales et des constatations méticuleuses en ont été la suite. Nous ne pouvons pas reproduire ici les résultats détaillés auxquels ces observations ont amené ces docteurs, et les déductions qu'ils en ont pu tirer, cependant nous considérons comme intéressant de signaler, à l'appui de notre thèse, quelques-uns des faits auxquels nous faisons allusion plus haut.

En parcourant l'ouvrage déjà cité[1], nous trouvons en effet ce qui suit : « Plusieurs cas « de cornage reconnu ont été constatés sur « des enfants nouveaux-nés ou en bas-âge, « notamment en 1869, à l'Hôtel-Dieu de Paris, « et par plusieurs docteurs. Or, après des au- « topsies des plus minutieuses, aucunes lé- « sions apparentes des organes n'ont été re- « levées. » Et ailleurs, dans le même livre, à quelques pages de différence, nous trouvons ceci : « Quelles qu'en soient les causes mor- « bides prédominantes, le cornage consistera « toujours dans l'excitation des muscles du « larynx, avec spasme consécutif et, « *plus* « *tard,* » dans les phénomènes paralytiques « dûs à l'atrophie de ces mêmes muscles. »

Que conclure des observations ci-dessus si ce n'est à la confirmation de ce que nous di-

[1] Tome 20e du Dictionnaire encyclopédique des sciences médicales.

sions plus haut, c'est-à-dire que la respiration de l'homme et celle du cheval diffèrent entre elles comme nous l'avons décrit, ce qui explique que les lésions, résultant du cornage, ne soient pas identiques chez les deux êtres. De plus, que lesdites lésions ne sont que le résultat du mal et que c'est à tort qu'on leur en attribuerait la cause.

Si, d'autre part, on veut bien reconnaître l'exactitude du mode de respiration buccale, qui est particulier à l'homme, on sera amené, comme nous, à conclure que, si le cornage produit, chez lui également, « *plus tard*, » des « phénomènes paralytiques dûs à l'atrophie « des muscles du larynx » comme ceux constatés par les vétérinaires sur le cheval, ils sont bien, chez l'un et chez l'autre, la conséquence et non pas la cause du mal.

On ne peut refuser de nous concéder, en effet, que puisque chez l'homme où cette atrophie se produit à la longue, malgré cet immense avantage dont il est doué de respirer par la bouche, même sans en avoir conscience, à plus forte raison le cheval, qui, lui, ne peut respirer que par les naseaux, doit présenter, plus apparentes, plus complètes, en quelque sorte, les lésions paralytiques citées par les vétérinaires. Mais, entre l'évidence de la présence de ces lésions chez les animaux corneurs, et la conclusion qu'elles sont la cause du mal, il nous semble y avoir loin. Nous ne craignons donc pas de le répéter, conclure à une semblable origine du mal qui nous occupe, appuyer cette conclusion sur un raisonnement aussi fragile, ne nous semble ni plus ni moins que de l'aberration.

Dans son rapport, cité au commencement de ce travail, M. Gayot s'exprime ainsi : « Bien qu'en tous lieux on puisse rencontrer « des chevaux corneurs, il est hors de doute, « cependant, que le mal n'est pas seulement « accidentel ou rare, mais fréquent, et en « quelque sorte inhérent à certaines contrées « où il semble devoir être, chez nombre de « chevaux, sinon la continuation, la consé- « quence au moins ou la suite nécessaire de « plusieurs affections des voies respiratoires : « gourmes, angines, etc.

« Cette remarque porte à incriminer « les conditions climatériques et, par une « conséquence toute naturelle, inévitable, « *le régime alimentaire* » qu'elles tien- « nent dans une dépendance étroite, abso- « lue... »

« Les contrées de France où le cornage tient

« de si près à l'indigénat se dénoncent dans « l'ordre ci-après :

« Les départements de la Manche et du « Calvados, en Normandie, la Vendée, Le « Perche, le Boulonnais. »

De cette citation textuelle, il ressort clairement que l'auteur du rapport admet que l'on serait fondé à attribuer le cornage, d'une part, à certaines contrées ayant le triste privilége de le produire tout naturellement, en quelque sorte, et aussi à « *un régime ali-* « *mentaire* » défectueux ou insuffisant. La simple observation, l'expérience acquise et le seul examen des faits tels qu'ils se passent, paraissent constituer une contradiction flagrante avec cette théorie. Les contrées que cite le rapporteur ne sont-elles pas celles où notoirement l'élevage a fait le plus de progrès? Or, à quoi attribuer les améliorations successives et universellement reconnues que les espèces ou variétés de chevaux de ces pays de production renommés ont apportées dans leurs produits? N'est-ce pas grâce à des soins hygiéniques de plus en plus minutieux et rationnels, aux prix de sacrifices de plus en plus grands, à l'aide d'un « *régime ali-* « *mentaire* » de plus en plus substantiel, raisonné et distribué sans parcimonie, que les progrès immenses auxquels ces contrées doivent leur juste renommée, ont été obtenus? En outre, il est avéré que la Normandie, notamment, ne produisait, il y a environ un siècle, aucun cheval corneur. Ce n'est en effet, — et l'histoire est là pour en témoigner, — que pendant le règne de Louis XV, que les importations des grands carrossiers du Mecklembourg se produisirent, et que leur croisement avec les races ou variétés natives de la Normandie eût bientôt pour résultat l'apparition de l'affection qui nous occupe.

Quant à la race Percheronne, nous nous croyons en mesure de pouvoir affirmer que jamais, lorsqu'elle a été vierge de tout mélange, elle n'a donné le jour à des sujets corneurs. Si parfois il a été trouvé dans Le Perche des animaux atteints de la maladie, ce ne pouvait être que des produits d'origine étrangère au pays, qui, grâce à la faveur insigne dont jouissent les animaux qui y naissent, y avaient été envoyés afin d'être plus avantageusement vendus.

Nous ne suivrons pas M. Gayot dans toutes les contradictions que renferme son rapport (et elles sont aussi flagrantes que nombreuses), mais l'intérêt même qui s'attache au sujet que nous traitons nous force d'y relever quelques passages parmi lesquels le suivant :

Dans ce document quelques lignes sont consacrées par l'auteur à faire ressortir que le cornage est, en quelle sorte, inhérent à certaines « races » vivant particulièrement dans des pays froids et humides. Nous nous garderons bien de contester qu'une atmosphère humide et froide ne soit tout particulièrement nuisible aux animaux corneurs. Certes, — il faudrait être d'absolue mauvaise foi pour le nier, — sous une telle influence atmosphérique, les chevaux atteints souffrent beaucoup plus que sous un climat sec et moyennement chaud. Mais quel que soit le climat, quelle que soit la nature du sol, si le principe du mal n'existe pas, si la conformation défectueuse qui l'engendre n'y a pas été importée par des producteurs mâles ou femelles, le cornage, nous osons l'affirmer, ne s'y révèlera jamais spontanément, même après de nombreuses générations successives, résultant de la simple sélection. C'est le croisement seul qui peut produire ce fâcheux résultat. Et nous sommes absolument convaincu que, partout où le cornage a fait son apparition, si l'on disposait des moyens de remonter rétrospectivement la généalogie authentique des sujets atteints, on arriverait à une certitude absolue de la vérité du fait que nous avançons.

Quant à la race, nous ne croyons pas davantage au triste privilége qui est attribué d'une façon générale à certaines; et, ce que nous venons de dire du climat, joint au fait historique cité plus haut, nous paraît également devoir s'y appliquer.

Il y a cependant une petite restriction à faire au sujet de la race; nous y reviendrons à propos du pur sang auquel nous consacrons le chapitre suivant.

Si l'on veut bien remonter à l'époque dont nous parlons plus haut, c'est-à-dire vers le milieu du siècle dernier, et se rendre un compte exact de l'état dans lequel étaient alors les routes et chemins; si, en outre, on fait entrer en ligne de compte la massivité et le poids considérable que présentaient les carrosses de ce temps, on comprendra bien vite la nécessité dans laquelle nos ancêtres étaient d'avoir, pour traîner ces pesants véhicules à travers des chemins défoncés et sur des routes en fort mauvais état, de grands et puissants chevaux d'attelage. Or, cet état de choses n'existait pas qu'en France; chez nos voisins, également, les mêmes motifs exigaient les mêmes ressources.

De tous temps les Anglais et les Allemands ont prouvé, d'une façon indéniable, leur science à créer, suivant un but déterminé, motivé, le plus souvent, par les besoins du moment, le genre de chevaux aptes à leur rendre les services exigés par lesdits besoins. C'est ce qui explique pourquoi, au temps dont nous parlons, les Allemands s'attachèrent à faire de grands et puissants chevaux d'attelage.

Pour obtenir leur but ils durent procéder d'abord par un choix minutieux de leurs producteurs, puis par des sélections judicieuses entre les produits obtenus tout d'abord.

Une fois en possession des premiers sujets présentant les caractères recherchés : taille, gros, etc., il leur fallut faire un triage sévère des animaux appelés à reproduire à leur tour.

Une des conditions premières à laquelle ils durent s'attacher fut la légèreté dans l'avant-main; légèreté permettant un aspect aussi séduisant que possible : port majestueux, hauteur des mouvements, qualités primordiales recherchées de tout temps pour les chevaux d'attelage de luxe.

Or, pour posséder ces qualités premières, il fallait, avant tout, une tête aussi légère que possible terminant une encolure portée haut et rouée modérément, sans pour cela diminuer la base de cette encolure à son point d'attache aux épaules appelées à soutenir le collier et suffisamment musclées pour permettre une traction relativement pénible.

Pour atteindre ce résultat, alléger la tête, la diminuer de volume, devint l'objectif « sine qua non », en quelque sorte, qui préoccupa les créateurs de l'espèce et vers lequel tous leurs efforts se concentrèrent. Ils prirent donc, parmi leurs produits d'origine première, ceux qui présentaient la tête la moins volumineuse, et cela aussi bien dans les mâles que dans les femelles. C'est en procédant ainsi, et par sélection, sans se départir jamais du but à atteindre, qu'ils arrivèrent à produire ces brillants carrossiers dont la réputation ne tarda pas à s'étendre et qui furent bientôt d'autant plus recherchés que les besoins de l'époque en réclamaient plus impérieusement l'emploi.

Telle fut l'origine de la race Mecklembourgeoise et aussi des Hollandaise et Danoise, de création moins ancienne, et qui, quoique présentant incontestablement leurs caractères typiques distincts, n'en sont pas moins d'origine similaire et que nous regardons comme sorties d'une source unique[1].

Si nous sommes entré dans autant de détails qui à « priori » semblent s'éloigner de notre sujet, ce n'est que pour constater la déformation progressive et native de la tête de ces chevaux; déformation de laquelle devait résulter, par la suite, le cornage.

Si étrange que puisse paraître, à première vue, cette doctrine, si l'on veut bien comparer la conformation crânienne du cheval arabe pur, avec celle des races dont nous parlons, et de leurs dérivés, on ne sera pas éloigné de se ranger à notre avis, en s'écriant avec le poète: « *quantum mutatus ab illo*[2]. »

[1] Nous trouvons encore la confirmation de cette même origine, dans ces différentes races, non seulement dans la similitude que présentent leurs caractères généraux, mais aussi dans l'opinion, absolument conforme à la nôtre, que nous trouvons émise, à leur égard, dans le fort savant ouvrage de M. Emilio Adet, hippologue brésilien distingué.

Le journal des Haras de cette année (1884) donne une très intéressante traduction de ce livre paru en 1858 sous le titre : O Cavallo, — Raças, — Produccão, — Criacão, — Hygiène, — Exterior. Nous trouvons dans cette traduction de très minutieuses études sur toutes les races françaises de chevaux, dépeintes de main de maître et révélant un profond connaisseur.

[2] On peut objecter que les faits que nous énonçons ici ne sont pas prouvés historiquement par des faits palpables avérés ; mais, ainsi que le relate la Revue Britannique de 1848 et 1849 ; « si l'histoire de l'homme est assez diffuse, celle des animaux fait complètement défaut. » Nous en

Dans tous les cas, il résulte de tout ce qui précède, que le cornage ne provient en rien d'une altération quelconque des poumons, mais ne doit être attribué réellement qu'à une conformation défectueuse du crâne, notamment du chanfrein.

Pour nous, c'est seulement dans cette conformation vicieuse : resserrement trop grand d'un chanfrein trop étroit, précédant l'orifice d'une trachée dont le fonctionnement est déjà gêné par un manque d'écartement suffisant de ganaches trop rapprochées, qu'il faut chercher les causes du cornage.

Pour résumer notre pensée, nous dirons :

1° Que le cornage résulte d'une gêne de la respiration provoquée par une conformation vicieuse des organes respiratoires ;

2° Que cette maladie réside dans la forme défectueuse de la partie osseuse de la portion antéro-supérieure de la face, dite chanfrein, où les cornets se trouvent logés à l'étroit, au point d'entraver la circulation de l'air et d'en empêcher le passage en quantité et avec une rapidité suffisantes, pour permettre à l'ani-

sommes donc réduit aux conjectures et aux déductions logiques basées sur les probabilités qui découlent des enseignements de l'histoire.

mal de nous rendre les services que nous attendons de lui.

3° Enfin que cette obstruction est telle, qu'elle peut amener, chez lui, sous l'effet du travail, une suffocation plus ou moins complète, et même provoquer la mort.

CHAPITRE III

LE CORNAGE CHEZ LE PUR-SANG

Nous avons expliqué à quoi il faut attribuer la conformation crânienne qui a amené, dans la race Mecklembourgeoise, la prédisposition au cornage ; conformation dont les conséquences ne sont apparues que plus tard et après s'être progressivement accentuées par les sélections (*in and in*) faites en vue de fixer, dans les familles créatrices, les caractères appelés à se perpétuer dans la race.

Il nous semble intéressant de signaler ici les causes similaires qui ont déterminé l'apparition du mal chez le pur-sang. Mais d'abord ceci nous conduit à jeter un coup d'œil rétrospectif sur l'origine du pur-sang et sur la façon dont il fut formé.

Si nous invoquons l'histoire, pour y remonter à la source du pur-sang, nous voyons que c'est au temps de Charles Ier et de Cromwell que les juments et étalons orientaux, qui furent le point de départ du pur-sang, firent leur apparition en Angleterre.

Dès les premières générations, les qualités transcendantes des animaux, provenant de cette souche, furent unanimement reconnues par nos voisins d'outre-Manche, lesquels, avec l'esprit essentiellement pratique qui de tous temps les caractérisa, s'empressèrent de leur prodiguer des soins spéciaux et raisonnés, ayant pour but de développer d'abord certaines de leurs qualités natives, et de les fixer ensuite d'une manière définitive et durable.

Après les premières luttes engagées entre les produits de cette origine et ceux de provenance indigène, il resta acquis d'une façon formelle et ne permettant aucun doute, qu'une supériorité indéniable était le privilège des premiers.

De ce jour la race du pur-sang prenait naissance, et des sacrifices fort onéreux furent faits pour la perpétuer pure de tout mélange, et augmenter, par tous les moyens suggérés par l'étude, l'observation et l'expérience, la vitesse dont ces animaux étaient pourvus.

Bientôt le succès vint couronner les efforts assidus des admirateurs idolâtres de ces produits d'origine exotique et les fameux *Hérod, Eclipse, Matchem,* considérés comme la souche de la race de pur-sang améliorée, firent leur apparition et s'illustrèrent par des victoires célèbres.

Ces trois étalons fameux furent en effet regardés, dans la suite, comme les premiers qui possédèrent les caractères et qualités suffisamment accentuées, pour transmettre à leur descendance la vitesse vertigineuse dont eux-mêmes avaient fait preuve.

Mais en présence de la rapidité avec laquelle les chevaux de cette provenance parcouraient les distances, de l'agilité prodigieuse qu'ils déployaient, pour franchir des obstacles considérés avant eux comme infranchissables, il n'y eût plus, chez les propriétaires privilégiés de cette race incomparable, d'autre ambition, de plus puissant objectif que de développer, d'augmenter encore de telles facultés inconnues jusqu'alors.

C'est à dater de cette insatiabilité sans limites ni mesure, que la pratique de l'entraînement se perfectionna et devint progressivement une véritable science à laquelle s'adonnèrent des hommes très patients et minutieux observateurs, qui acquirent une notoriété parfois très grande, et groupèrent, classèrent, réglèrent les procédés, l'hygiène, les soins spéciaux, tous les moyens méthodiques, en un mot, dont l'état appelé, en langue chevaline, la *forme*, la *condition*, est le résultat idéal.

Une fois engagé sur cette pente : augmenter toujours et encore la vitesse, on fut fatament entraîné à faire, aussi bien dans les juments que dans les poulains, un choix minutieux des sujets ayant fait les plus belles courses, ayant obtenu les plus grandes vitesses, afin de les marier entre eux. La *performance*, comme on dit, devint le seul motif, ou à peu près, de la préférence accordée plutôt à l'un qu'à l'autre, et, l'engouement s'en mêlant, bien des gens se firent éleveurs de chevaux de pur-sang, propriétaires d'écuries de courses, par la seule puissance de la fortune, par pure satisfaction d'orgueil, et sans aucune étude préalable du cheval et des questions complexes qui le concernent.

La conséquence inévitable de cet état de choses se fit bientôt sentir et l'amincissement, l'amoindrissement de la taille, la diminution de toute ampleur, le développement excessif de la nervosité, de la susceptibilité, furent bientôt le triste bagage de défauts dont on souilla la noblesse et la forte énergie de cette race, réellement idéale à son berceau. On sacrifia tout, en un mot, à la vitesse et ceci est tellement vrai qu'on en arriva, en ces temps derniers, à rechercher de préférence les sujets conformés le plus possible en *lames de couteau*, afin que, présentant un volume moins grand à la colonne d'air que leur locomotion est obligée de déplacer, ils offrent à cette colonne d'air une moins grande résistance, au profit exclusif de la vitesse.

En un mot, et pour nous résumer par une juste et spirituelle expression, que nous empruntons au Journal des Haras, on a transformé le pur-sang en *cheval flèche*.

Qu'est-il résulté en réalité de cet état de choses, dans lequel cette race de chevaux a été constamment maintenue, et par lequel elle a été progressivement amenée à fournir des vitesses de plus en plus vertigineuses ?

Pour l'observateur impartial qui, sans idée préconçue, juge le pur-sang d'aujourd'hui par comparaison avec celui d'il y a près d'un siècle, il n'est pas douteux qu'il est arrivé actuellement à un état de profonde dégénérescence[1].

Il devient donc difficile d'expliquer comment, le voyant ainsi s'éloigner chaque jour davantage de son point d'origine, on s'obstine à vouloir le maintenir comme l'améliorateur par excellence et lui faire infuser son sang partout et avec toutes les races.

Comme capable de parcourir certaines distances avec une rapidité prodigieuse, il est incontestablement le premier et surpasse de beaucoup toutes les autres races ; mais pour ce qui est de l'amélioration, en dehors de la vitesse exclusive, nous nous refusons à lui reconnaître la puissance qu'on lui prête généralement et nous croyons même que, dans des cas nombreux, son influence n'a pas été étrangère au développement du cornage.

[1] Cette dégénérescence est tellement notoire que les anglais, eux-mêmes, créateurs de cette race noble entre toutes, s'en sont, depuis longtemps déjà, préoccupés. Cette préoccupation est si accusée, que parmi eux, il en est un entre autres, qui, depuis plusieurs années, après être remonté à la source Arabe, après s'être procuré des juments et des étalons purs, a fondé un Haras dans lequel il n'élève que des produits de cette source orientale, afin de reconstituer le pur sang. Cet éleveur, profond connaisseur, dont nous regrettons de ne pouvoir citer le nom ici, se propose même, nous assure-t-on, de mettre assez prochainement sur le turf, des animaux de son élevage, en lutte comparative avec les produits dégénérés dont nous faisons le portrait fidèle quoique peu flatteur.

C'est ce que nous allons démontrer.

A son origine le pur-sang, tenant cela de ses ancêtres, présentait la conformation de tête particulière à la race Arabe : front large, œil gros, vif, très proéminant, faisant sur l'ensemble de la physionomie une saillie extrêmement accentuée ; chanfrein court, sec, plat et large aussi ; naseaux également larges, saillants, fortement dilatés. Vue de profil, la partie antérieure de la tête, loin d'être bombée, était plutôt concave ; les ganaches étaient largement écartées, sèches et décharnées. L'ensemble de ces têtes particulièrement expressives, entourées, en quelque sorte, d'une auréole d'intelligence, d'énergie, de vigueur, offrait cette particularité que, dans l'aspect général, l'œil était placé presque au milieu de la hauteur totale de la tête.

Combien il y a loin de cette conformation primitive, à celle que les descendants actuels de cette race, même les mieux choisis, offrent à nos regards. En effet, ce qui les distingue le plus aujourd'hui, c'est justement une réunion de proportions diamétralement opposées des différentes parties du crâne : Tête étroite, à l'excès, démesurément allongée, dénuée complètement d'expression ; œil rentré, ou tout au moins fort peu saillant.

Avec ces caractères dont on ne peut contester l'exactitude, la physionomie du pur-sang de 1884 présente,la particularité contradictoire, en quelque sorte,de celle que nous signalions comme typique, chez ses ancêtres: vue de profil, la partie inférieure à l'œil,semble avoir le double, ou à peu près, de la longueur de la partie supérieure. Si l'on ajoute à tout ce qui précède, des ganaches extrêmement serrées, fort peu accentuées et ne laissant à l'auge qu'une espace très restreint, on aura le portrait, malheureusement trop fidèle, du pur-sang de nos jours.

Il est même bien curieux de remarquer, si l'on veut bien constater les faits, tels qu'ils s'offrent à nos yeux, que le cornage, jadis rare, surtout dans cette race, ne s'est accru et propagé, ne se répand chaque jour davantage que, au fur et à mesure, de la fixation de plus en plus marquée, de cet allongement en même temps que de ce rétrécissement de la tête. Et comme jamais, autant que depuis 50 ans,on n'avait croisé le pur-sang avec toutes nos vieilles races, sous prétexte de les améliorer, on voudra bien conclure, avec nous, que son influence n'a pas dû rester étrangère à la propagation désastreuse de l'affection qui nous occupe.

De cette transformation complète, — à ce point que, n'étaient les généalogies authentiques des diverses familles d'où il est sorti, on refuserait d'admettre qu'une telle origine soit sienne, — résulte, chez le pur-sang actuel, un resserrement tel de toute la partie supérieure des voies respiratoires, qu'une prédisposition marquée au cornage en est la conséquence inévitable. Partant, qu'une angine, un mal de gorge, etc. survienne, et voilà de suite la maladie déclarée chez la victime de cette légère indisposition.

Mais, nous dira-t-on, il y a aussi bien dans le pur-sang que dans d'autres races, des animaux corneurs qui certes ne sont pas toujours ceux qui ont apparemment, dans leur race, la tête la plus étroite. Nous avons comme tout le monde constaté le fait et cette remarque nous a conduit à chercher l'explication de cette anomalie :

Il arrive parfois que des chevaux pourvus d'une tête, parfaitement conformée, en apparence, cornent très fort ; mais ces animaux, pour ne présenter à la vue qu'une conformation de tête à peu près normale extérieurement, n'en ont pas moins intérieurement les vices auxquels le cornage doit être attribué.

En effet, quand le germe du mal existe chez les ascendants, ils le communiquent, nous l'avons reconnu, à leurs produits. Or, ces descendants peuvent ne posséder les altérations constitutionnelles déterminantes du mal, que dans la partie des organes qui s'appuie sur la partie supérieure du palais. Cette table osseuse suit fatalement, dans ses dimensions, les proportions que la mâchoire inférieure affecte. S'il en était autrement, les ganaches venant à se rapprocher, pour suivre les formes particulières et distinctives des parents, les dents, dont la mâchoire supérieure est pourvue, ne se rencontreraient plus avec celles de la mâchoire inférieure. D'où une impossibilité de mastication, partant de nutrition seait la conséquence forcée.

De cette observation il faut bien conclure qu'en même temps que le resserrement des ganaches se produit, un resserrement correspondant et proportionnel s'opère dans la mâchoire supérieure. Comme conséquence de cet éloignement de la forme naturelle primitive de la table osseuse du palais, et de la nécessité anatomique où elle se trouve de suivre la largeur de la mâchoire inférieure, il arrive que, si le resserrement des fosses nasales ne s'est pas produit d'une façon appréciable à l'extérieur, la gêne qui motive le cornage ne s'en manifeste pas moins, mais alors d'une façon cachée à l'œil et de bas en haut dans le sens du palais au front.

Cette altération progressive de toutes les parties osseuses de la boîte crânienne n'est évidemment pas uniforme chez tous les produits d'animaux atteints, et se manifeste, suivant la race, l'origine et les individus eux-mêmes, de façons variables : chez les uns, les formes extérieures sont plus affectées, pendant que, chez d'autres, c'est à l'intérieur seulement que les altérations se produisent. C'est là ce qui explique comment des chevaux notoirement corneurs n'offrent pas tous une forme typique *sui generis*, de tête ; forme qui seule puisse réveler la présence du cornage.

Si, comparant le pur-sang d'aujourd'hui à ses ancêtres, d'il y a environ un siècle, et faisant entrer en ligne de compte la valeur amélioratrice qu'on lui reconnaissait alors, avec juste raison, on veut bien se rendre à l'évidence et constater combien les descendants actuels diffèrent de leurs ancêtres primitifs, on est bien obligé d'avouer que nous sommes dans le vrai quand nous affirmons que c'est à tort qu'on persiste à lui attribuer actuellement la puissance amélioratrice par excellence.

Il faut donc bien, à moins d'être de parti pris, ou de mauvaise foi, ou encore absolument ignorant en matière chevaline, convenir avec nous que, dans bien des cas, l'intervention du pur-sang n'a pas été étrangère à la propagation du cornage ; et qu'elle à tout du moins contribué à prédisposer les animaux auxquels on a infusé son sang, à contracter la maladie.

Un fait bien digne de fixer l'attention est le suivant : Il y a environ 50 ans, le cornage était encore si rare dans la race chevaline, que c'est à peine si les gens, vivant au milieu des éleveurs, eux-mêmes de familles d'éleveurs, en avaient entendu parler, ou en causaient entre eux.

Dans le pur-sang, l'apparition du cornage est de date très récente encore et l'on est fondé à dire que, si avant *Melbourne*, cette race n'en était plus complètement indemne, les sujets atteints étaient si rares, qu'avant ce cheval, on n'en avait pas fait mention.

Or, Melbourne, né en 1834, mort en 1859, était un cheval remarquable dont la carrière, fort brillante, fut parsemée de nombreuses et célèbres victoires, d'où il faut déduire que le cornage, chez lui, ne se révéla que tardivement.

Si l'on prend comme point saillant de notre avis, sur le cornage, la conformation de la tête ; si l'on réfléchit au laps de temps écoulé depuis la création de la race, jusqu'à Melbourne, et des accouplements nombreux faits jusqu'à lui, déjà, dans le seul but d'augmenter la vitesse, on se fortifiera dans la justesse de notre dire.

En effet, la transformation de la structure crânienne, que nous avons relatée, ne peut s'opérer, comme nous l'avons fait observer, qu'à la longue, et par le fait de nombreuses sélections venant successivement compléter de plus en plus, et progressivement, la forme de tête qui caractérise aujourd'hui le pur-sang : allongement démesuré et rétrécissement extrêmement marqué.

D'autre part, Melbourne, cheval exceptionnellement remarquable d'ailleurs, fit la monte pendant une vingtaine d'années, et, précisément à cause de sa réputation et de sa perfection, le nombre de juments qui lui furent livrées fut énorme.

Il serait donc strictement logique de conclure que, si Melbourne est considéré comme le propagateur du cornage dans sa race, ce n'est que parce que, ressentant le premier les effets de cette transformation regrettable de la structure du crâne, il vint, s'accouplant avec des juments déjà toutes préparées, toutes prédisposées fâcheusement, parfaire, en quelque sorte, la structure défectueuse dans laquelle le cornage puise sa source.

Et, si l'on suit pas à pas les transformations que, sous l'influence du pur-sang, ont subi plusieurs races, — la race caennaise entre autres, qui fut la plus saturée de son sang et qui est, de toutes, celle qui en ressentit le plus les effets, — on est obligé de constater que, au fur et à mesure que l'on se rapproche de l'époque actuelle, on voit, d'une façon de plus en plus accentuée, les ganaches diminuer de volume et d'écartement.

De ce qui précède nous arrivons à cette conclusion, qu'il importe de cesser de croiser le pur sang avec toutes les races, et qu'il n'y faut avoir recours que dans une mesure très restreinte et avec les plus grands ménagements.

CHAPITRE IV

DE L'HÉRÉDITÉ DU CORNAGE

Nous avons cité plus haut deux passages textuels du rapport de M. Gayot, et nous pensons avoir établi suffisamment le peu de fonds que l'on peut faire sur ce travail. Nous n'entreprendrons pas de suivre l'auteur pas à pas dans ce travail pour y trouver seulement la faible satisfaction de relater les contradictions nombreuses qu'il contient ; mais, nous en suivons ici la marche, en ce qu'elle concorde avec l'ordre que nous nous sommes tracé pour conduire jusqu'au bout la tâche que nous nous sommes imposée.

Si l'on part de ce principe que le cornage se transmet, presque invariablement des ascendants aux descendants, il devient impossible de nier qu'il soit héréditaire. Et l'exemple cité antérieurement, et que nous avons emprunté au *dictionnaire encycopédique des sciences médicales*, relatant la constatation de la maladie sur les enfants en bas âge et nouveaux-nés, nous paraît ne pas souffrir le moindre doute à cet égard. En effet, comment admettre que des enfants nouveaux-nés puissent être atteints du mal qui nous occupe, si l'on écarte la transmission héréditaire? A quoi attribuer, dans cette hypothèse, toute autre cause de la maladie ? Où en trouver la source admissible et rationnelle? Nous le demandons?

Nous croyons donc rester dans les strictes limites de la logique la plus serrée, en érigeant en axiome l'hérédité du cornage. Mais, pour nous, il n'a pas le caractère héréditaire, dans le sens que l'on y attache pour spécifier les maladies généralement classées sous cette dénomination. Cette hérédité ne réside que dans la transmission aux produits de la conformation défectueuse de la boîte crânienne des ascendants, et non pas dans un principe morbide auquel le sang sert à la fois de véhicule et d'élément de formation.

On pourrait objecter que, le plus souvent, le

cornage ne se révèle que chez des chevaux faits, et que les cas sont très rares où les symptômes révélateurs du mal soient apparents sur des poulains jeunes, et conclure de là que l'hérédité peut être contestée. Nous ferons observer que, même les animaux atteints d'une manière avérée, ne présentent les symptômes probants du cornage que sous l'effet du travail. Au repos, il n'est presque pas de chevaux chez lesquels le mal soit apparent. Par conséquent de ce qu'on n'en constate pas la présence avérée chez les poulains, en déduire qu'ils ne sont pas affectés de la maladie, nous paraîtrait une déduction bien risquée pour ne pas dire erronée.

Quant à l'hérédité dont parle M. Gayot, dans son rapport, hérédité *inhérente, en quelque sorte, au sol ou au climat* de certaines contrées possédant le triste privilége de ne produire que des chevaux corneurs, nous n'y croyons pas. Si cette funeste propriété était réellement le produit inévitable de certains herbages, il nous paraît indubitable que, de tous temps, le cornage eût été observé, sur les animaux natifs de ces paturages. Or, il n'en est rien et nous répétons qu'avant le milieu du siècle dernier, cette maladie était absolument inconnue, même dans les pays qui passent aujourd'hui pour le berceau du mal.

Le Perche, indiqué par l'auteur du rapport déjà cité, comme une de ces contrées tristement privilégiées, nous fournit, ainsi que le Merlerault, un argument probant en faveur de la thèse que nous soutenons ici. Car, nous ne saurions trop le répéter, — malgré le regret que nous éprouvons à nous trouver ici en flagrante contradiction avec un homme de la notoriété de M. Gayot, — sauf quelques exemples isolés de sujets corneurs qui ont pu être trouvés dans le Perche après y avoir été importés pour une cause quelconque, où provenant d'un mélange de sang étranger au pays, on peut affirmer que la race Percheronne est demeurée indemne sous le rapport du cornage. Il en est de même du Merlerault et voici pourquoi :

Dans ces deux berceaux justement en renom de l'élevage national, la conformation de la tête a été maintenue telle que, à leur enfance, ces deux races la présentaient. La plupart des éleveurs de ces pays, en vertu d'une fière et légitime jalousie de l'excellence de leur production, se sont de tout temps, attachés à ne marier entre eux que les descendants de leurs poulinières d'origine authentique ; origine perpétuée par la production léguée de père en fils dans le pays même et toujours conservée avec un soin religieux, en quelque sorte.

De là s'est trouvée maintenue la conformation première de la tête qui, se rapprochant considérablement de la tête arabe, ne constitue pas un des moindres caractères distinctifs de ces deux races, tant par la forme du front et du chanfrein que par la sécheresse, le développement et l'écartement des ganaches.

Ceci du reste n'est nullement de nature à surprendre, car, si l'on s'en rapporte à l'idée unanimement adoptée par les gens compétents qui ont étudié les choses sur place, ces deux races n'ont été formées que de souche orientale. C'est, en effet, après le retour des croisades, que des gentilshommes appartenant à ces contrées, importèrent des animaux, ramenés par eux de leurs lointaines expéditions, à l'aide desquels ils créèrent ces deux races remarquables.

Pour définir plus explicitement notre appréciation sur ce vice, nous supposerons, pour un moment, que l'on fasse saillir, par un étalon corneur, une jument présentant une parfaite conformation de la tête, c'est à dire : front large et plat ; chanfrein sec, carré, également large, se rapprochant, vu de profil, du camus et se terminant par un ample bout de nez pourvu de naseaux dilatés, franchement et largement ouverts ; ganaches décharnées, le plus possible, et très sensiblement écartées de façon à permettre le libre et facile fonctionnement de la trachée et du larynx. Il est hors de doute que le poulain qui naîtra d'un semblable accouplement, s'il est lui-même atteint de cornage, le sera déjà d'une façon sensiblement moins accentuée que ne l'était son père, et surtout si, comme grand nombre de spécialistes le prétendent, et comme nous le croyons nous-même, on admet que la jument donne d'elle-même, au produit, beaucoup plus que l'étalon.

Sans parler de l'expérience, la logique seule tend du reste à prouver que, si c'est par l'étalon que l'on obtient la distinction et le sang, c'est de la jument seule que l'on doit attendre la conformation, la taille, l'ampleur, le tempérament, voire les qualités morales.

Si, d'un autre côté, le sujet issu du mariage ci-dessus est une femelle et, qu'à son tour, elle soit saillie par un étalon exempt du mal qui nous occupe, la décroissance de la maladie sera sensible dans sa descendance, dans laquelle elle disparaîtra bientôt totalement, et, d'autant plus rapidement que le perfectionnement de la conformation de la tête reviendra plus promptement vers la forme normale et naturelle de l'espèce originelle.

Tout cela, bien entendu, sans rien changer d'ailleurs aux autres qualités ou défauts physiques et moraux de la race, de l'espèce ou de la famille sur laquelle on aura expérimenté.

En résumé, nous ne voyons dans le cornage de transmissibilité héréditaire, que de la façon dont le sont un grand nombre de tares externes, telles que mauvais jarrets et autres défectuosités semblables. Mais cette puissance de transmission disparaît, aussitôt qu'une conformation normale vient remplacer la forme défectueuse des organes qui ne sont pas autrement dans un état morbide.

Nous ne considérons en rien le cornage comme pouvant se propager comme la phthisie, par exemple, ou s'acquérir comme le typhus, mettant de côté d'ailleurs toute idée de contagion.

Il suffirait donc de combattre, par des accouplements judicieux et rationnels, minutieusement étudiés, longuement réfléchis, excluant sans merci ni restriction, de la reproduction, tous animaux tant soit peu suspects — quelle que soit d'ailleurs la valeur réelle de leurs qualités reconnues, — pour voir diminuer d'abord, et bientôt disparaître, entièrement, les sujets présentant les symptômes de cette funeste maladie. Enfin nous affirmons que, chaque fois qu'un éleveur s'attachera à suivre nos indications, chaque fois qu'il prendra la peine d'opposer, à la conformation phrénologique imparfaite de l'un de ses reproducteurs, une conformation opposée fortement accentuée dans l'autre, il obtiendra, dès la première génération, une atténuation très appréciable.

En procédant ainsi d'abord, et par sélection ensuite, on ne peut manquer d'arriver rapidement à faire disparaître jusqu'au moindre germe de l'affection.

Cette manière d'agir permet en outre de pouvoir conserver, dans une famille atteinte du mal, les qualités natives qu'elle peut posséder et qu'il peut y avoir avantage à lui maintenir.

CHAPITRE V

LE CORNAGE EN DEHORS DE L'HÉRÉDITÉ.

En dehors de l'hérédité nous ne voyons pas vraiment quelles causes on pourrait trouver au cornage, ou bien il faudrait admettre comme possible l'opinion émise dans le rapport de M. Gayot, opinion de laquelle il résulterait que certains pâturages, certaines influences atmosphériques suffiraient pour l'engendrer. Or, nous croyons avoir péremptoirement démontré le peu de fondement de cette thèse. Cependant nous savons qu'il est des exemples de chevaux provenant de parents authentiquement indemnes de cette affection, chez lesquels le bruit ou ronflement symptômatique du cornage s'est tout à coup révélé sans cause appréciable apparente.

Dans ces cas, les symptômes révélateurs observés, trop superficiellement, ont été pris à tort pour ceux qui accusent le cornage réel ; et une observation plus minutieuse eût souvent suffi pour démontrer que le bruit entendu était plus accentué à l'entrée de l'air dans la trachée qu'à sa sortie. Or, d'accord en cela avec « *l'Encyclopédie médicale,* » déjà citée, nous avons déjà dit que le bruit caractéristique du cornage se produisait très fortement à l'expiration de l'air, tandis qu'à l'aspiration il était peu ou point perceptible. Ce n'est donc pas alors en présence du cornage qu'on se trouve mais bien en face d'une affection plus ou moins passagère de la gorge, du larynx ou des bronches.

Le plus souvent ces affections résultent, comme nous l'avons dit, des suites de gourmes, d'angines, ou encore de fluxions de poitrine. C'est à l'expert à examiner attentivement la façon dont le bruit révélateur s'émet, afin de pouvoir, en parfaite connaissance de cause, se prononcer sur la nature du mal qu'il est appelé à déterminer.

Mais nous se saurions trop le repéter, il faut, dans ces cas, un examen très minutieux, joint à une profonde expérience pour pouvoir, avec entière certitude, fixer, sans confusion possible, la nature exacte du mal.

Ce genre de cornage n'est souvent que momentané, et, quoique parfois la maladie persiste jusqu'à la mort, chez le sujet ainsi atteint, il n'en est pas moins vrai que, souvent aussi, elle disparaît, soit tout à coup, soit à la longue, quelquefois après avoir longtemps résisté à tous les traitements tentés vainemement pour la faire disparaître. C'est même ordinairement, sans le secours d'aucuns soins spéciaux, et presque spontanément, que le mal prend fin dans ce cas ; le plus souvent au moment où l'on s'y attend le moins, et quand depuis longtemps déjà, on a perdu tout espoir de guérison.

Ce sont, croyons-nous, ces cas de cornage accidentel, qui ont amené certaines personnes de bonne foi à se convaincre que cette maladie était guérissable.

Nous souhaiterions donc qu'en présence de la divergence des pronostics caractéristiques : *bruit émis à l'inspiration*, *bruit émis à l'expiration*, le cornage fût divisé en deux catégories ne laissant prise à aucune ambiguité sur sa nature et son origine.

En désignant le premier, celui qui est héditaire sous la dénomination : cornage constitutionnel ou congénital ; le second, celui qui se produit sous l'influence de causes fortuites, sous l'appellation : cornage momentané ou accidentel, il nous semble que le but serait atteint. Et comme, dans l'un ou l'autre cas, la maladie se révèle par le bruit traduit, sous l'effort d'une respiration accélérée, se produisant dans des organes entachés, ou de conformation vicieuse, ou d'un état morbide plus ou moins appréciable, il serait loisible à tout propriétaire d'attendre une guérison plus ou moins prochaine ou de réformer sans hésitation le sujet malade.

Encore est-il qu'avant de prendre, à l'égard d'un sujet douteux, telle détermination plutôt que telle autre, il est de toute nécessité que le propriétaire soit, au préalable, fixé d'une façon non équivoque sur la nature exacte du mal dont son animal est atteint.

Dans tous les cas, cette classification permetterait d'établir d'une façon précise quels sont les animaux qu'on doit impitoyablement écarter de la reproduction, et ceux qui peuvent, sans inconvénient capital ultérieur, y être livrés.

C'est dans le cas de cornage accidentel que l'affection peut et doit être appelée « *chroni-*

que, » car c'est, seulement dans ces conditions, qu'il est logique et rationnel d'attendre du temps « χρονος », sa guérison.

Encore, nous croyons-nous en mesure d'affirmer que, même ces cas accidentels, ne se rencontrent guère que chez des sujets dont la conformation du chanfrein et des ganaches laisse à désirer. Ceux qui ont les ganaches suffisamment écartées et le chanfrein sec et large ne sont presque jamais atteints de cette infirmité, même à la suite de maladies inflammatoires des bronches ou de la gorge.

Et quand, exceptionnellement, une irritation des parties hautes de l'appareil respiratoire se manifeste à la suite de ces indispositions, elle n'affecte qu'un caractère anodin et ne persiste pas avec ténacité ; sous l'influence du moindre traitement elle disparaît et, le plus souvent, quelques simples soins hygiéniques suffisent.

On ne peut, du reste, mettre en doute qu'il y ait parfois des sujets dont les organes respiratoires, quoique imparfaitement conformés, laissent encore à l'air un passage suffisant pour les besoins indispensables de l'économie. Ainsi constitués, ces animaux n'eussent jamais présenté les symptômes caractéristiques du cornage si une influence morbide plus ou moins fortuite ou spontanée n'était survenue, mettant tout à coup à jour la maladie qui, bien qu'existant chez eux à l'état latent, n'eut jamais apparu si cette cause fâcheuse n'était intervenue.

Chez ceux-là, certes, le mal une fois déclaré a bien des chances pour persister jusqu'à la mort, à moins qu'une des circonstances imprévues, plus ou moins appréciables, dont nous avons parlé, ne survienne, qui rétablisse l'état primitif des organes et l'équilibre dans les fonctions.

Telle est du moins notre conviction sur tout cornage qui doit son origine à une cause autre que l'héridité. Et notre expérience personnelle nous indique que toute autre origine plus ou moins fantaisiste ne peut lui être imputée qu'à tort.

CHAPITRE VI

INFLUENCE DU RÉGIME, DU CLIMAT ET DES LOCALITÉS, SUR LE CORNAGE.

Le climat, le régime et les changements de localités, peuvent-ils exercer, sur le cornage, une influence suffisante pour offrir quelques chances de guérison de la maladie? Nous n'en croyons rien. Cependant il est incontestable que les changements brusques de la température, les temps humides, une atmosphère lourde, épaisse, les chaleurs accablantes, agissent douloureusement sur les sujets corneurs.

Sous l'effet de ces conditions atmosphériques les malades souffrent plus que par les températures moyennes et par les temps secs où l'air, étant moins surchargé d'humidité, renferme, sous le même volume, plus d'oxygène.

Il en est de même du climat qui, s'il présente une régularité plus grande dans l'atmosphère ambiante qui y règne habituellement, s'il offre rarement des variations sensibles de température, permet aux animaux de respirer plus librement et au prix de bien moindres souffrances.

Il n'en est pas autrement du régime qui, s'il se compose d'une nourriture essentiellement substantielle, c'est à dire, renfermant sous le plus petit volume possible, des principes nutritifs abondants et facilement assimilables, n'occasionne, après le repas, qu'une très faible dilatation de l'estomac. Une nourriture ainsi composée, outre qu'elle constitue le principe fondamental d'une facile digestion, évite une trop forte pression de l'estomac sur le diaphragme, et laisse aux poumons, et par déduction à tout l'appareil respiratoire, une liberté plus complète, partant, un fonctionnement plus facile.

Les temps humides, les jours qui présentent ces chaleurs accablantes qu'on est convenu d'appeler lourdes, sont particulièrement funestes aux sujets atteints de cornage.

Il en est de même des temps brumeux pendant lesquels, l'atmosphère, étant surchargée de vapeur d'eau, contient proportionnellement moins d'oxygène, seul principe réparateur indispensable à la régénération, à l'épuration du sang veineux. Ce travail régénérateur naturel, appelé scientifiquement *hématose*, s'opère, comme l'on sait, dans les poumons, au seul contact de l'oxygène renfermé dans l'air extérieur introduit dans l'économie par l'effet de la respiration.

Pas plus que nous ne croyons, nous l'avons dit plus haut, à la faculté inhérente à certaines contrées de produire le cornage, pas plus nous n'admettons que certaines influences climatériques ou atmosphériques puissent le guérir, non plus qu'un régime quelconque.

Ce serait donc à tort, nous le répétons, que l'on espérerait amener une guérison plus ou moins complète des animaux corneurs, par un régime ou des soins spéciaux.

Le seul résultat que l'on puisse rationnellement attendre d'une hygiène particulière ou d'un changement de climat, est un soulagement plus ou moins effectif, plus ou moins appréciable chez l'animal malade, et par conséquent une faible diminution des souffrances que lui fait éprouver la maladie.

Quant à tout autre résultat à attendre de l'influence du climat, des localités ou du régime, quels qu'ils soient, nous déclarons formellement n'y pas croire, et nous engageons vivement les éleveurs à ne pas se leurrer d'un espoir, si faible soit-il, sur l'efficacité de ces moyens qui, nous le répétons, ne peuvent constituer tout au plus qu'un faible palliatif aux tortures occasionnées aux animaux par le cornage.

CHAPITRE VII

RECONNAISSANCE DU CORNAGE DANS LES DEUX SEXES.

Après avoir parlé, aussi longuement que nous venons de le faire, du cornage et des différentes formes sous lesquelles il se présente, n'est-il pas à propos de rechercher ici quels peuvent être les moyens d'en augurer l'existence chez les animaux qui peuvent nous être présentés ?

Pour reconnaître, à première vue, la présence du cornage chez un sujet, les moyens d'investigation sont multiples, et l'on pourrait presque dire que, parmi les hommes spéciaux, chacun a son procédé propre d'expérimentation.

Nous ne prétendons pas, certes, connaître toutes les manières de procéder qui peuvent être usitées en la matière. D'autre part, et quelles qu'elles soient, nous n'avons pas davantage la prétention de chercher à les passer ici en revue, d'autant moins que bon nombre d'entre elles doivent probablement manquer absolument d'intérêt. Nous nous contenterons donc de n'indiquer, de ces procédés,que ceux qui nous semblent les plus faciles à mettre en usage, en même temps que les plus pratiques.

Parmi ces moyens d'expérimentation, il en est qui gagneraient certainement à être propagés, et dont l'emploi usuel éviterait de recourir à l'usage, assez barbare du reste, le plus fréquemment pratiqué.

Cet usage, — adopté le plus habituellement, — consiste à faire galoper en rond, et à la plate longe, le plus souvent, les poussant sans mesure ni merci à cette allure, les malheureux animaux soumis à l'examen, pour s'assurer de l'état de leur respiration.

Outre que cette manière d'opérer peut avoir pour résultat de faire considérer comme corneurs des chevaux qui ne le sont pas, elle a, de plus, le grave inconvénient de provoquer souvent de funestes accidents, auxquels parfois la mort du malheureux patient, ainsi mis à la torture, sert de conclusion finale. Et, nous doutons fort que, ceux-là même qui agissent de la sorte, prônent leur procédé s'il s'agit, par exemple, de mettre à l'épreuve l'état respiratoire d'une jument en cours de gestation plus ou moins avancée.

Il est du reste assez facile de se rendre, à première vue, un compte exact du préjudice qu'une telle façon de faire aurait chance de causer à une jument pleine, pour que nous n'insistions pas sur ce point.

Aucune contradiction ne saurait se produire sur les conséquences néfastes du mode d'investigation que nous venons d'indiquer. Et nous pouvons affirmer qu'il est bien peu d'hommes spéciaux qui n'aient été à même de constater, *de visu*, et plusieurs fois, la mort terminant la torture infligée aux malheureuses et bien innocentes victimes de cette expérimentation barbare, brutale et routinière.

Seule la position de la tête que tend à prendre le cheval en action, est un indice qui trompe rarement. En effet, l'animal corneur cherche, autant que le lui permet la main qui le guide, et aussitôt qu'un peu de liberté lui est laissée, à porter le bout du nez en avant, déployant, en quelque sorte, l'encolure dans toute sa longueur, de façon à rapprocher, autant que possible, toute cette partie de l'horizontale.

Notez que ce n'est pas du tout l'attitude que l'on appelle « *porter au vent* », que nous prétendons ici décrire, mais une position allongée horizontalement qui, supprimant, ou tout au moins, diminuant sensiblement les coudes naturels des organes, présente à l'introduction de l'air un conduit plus direct, et lui permette, par conséquent, un plus libre et plus facile passage.

Cette position horizontale n'est certes pas le résultat d'un calcul chez son auteur, mais la conséquence logique néanmoins de son expérience instinctive.

Le *porter au vent*, proprement dit, est le plus souvent provoqué par des causes autres et multiples dont l'examen sort du cadre de notre sujet ; nous le passerons donc ici sous silence.

Les hommes spéciaux, même parmi les moins érudits, savent très bien que, en les présentant de certaines façons, soit montés, soit au harnais, il est facile de faire passer pour corneurs, des chevaux qui ne le sont pas. Nous nous abstenons de flétrir ces subterfuges, comme ils le méritent, d'autant plus que le mobile qui les motive est lui-même, de la part de leurs auteurs, souverainement blâmable et de nature à n'inspirer qu'un profond mépris. Nous ne prétendons pas non plus que de tels agissements puissent réussir quand même, si l'on opère sur des sujets doués d'une conformation phrénologique absolument parfaite. Mais, il n'en reste pas moins avéré que, en poussant au travail un cheval trop justement colleté, en forçant à l'exercice un cheval « *recherché* » outre mesure dans la main et dans les jambes, ou « *enrêné* » à l'excès sous le harnais, on arrive presque toujours à le faire « *siffler* » suffisamment pour le faire juger corneur, bien qu'il ne le soit pas en réalité.

Que ceux qui élèveraient le moindre doute sur l'exactitude de ce que nous avançons ici, prennent avis des piqueurs d'Ecoles de dressage ou autres établissements similaires, après leur avoir préalablement délié la langue, chose quelquefois assez difficile ou tout au moins coûteuse, et s'ils peuvent les amener aux confidences, ils ne tarderont pas à se convaincre de l'absolue vérité de ce que nous dénonçons.

Combien de malheureux propriétaires qui

ont subi, sans s'en douter, les fâcheuses conséquences de ces menées coupables, et tout cela, faut-il le dire? sous le futile prétexte que — le plus souvent — ils passaient, à tort ou à raison, pour ne délier les cordons de leur bourse que difficilement, ou avec trop de parcimonie; parfois aussi, pour tout autre motif aussi peu avouable, ayant inspiré une idée de vengeance, à son auteur, méprisable d'ailleurs en tous points, quel que soit le mobile auquel il obéisse.

Chez la jument pleine, l'état de gestation seul, produit, sur le diaphragme, une compression permanente de la matrice, compression d'autant plus forte que la gestation est plus avancée. Or, si, à la gêne constante de respiration résultant du cornage, vient s'ajouter celle, momentanément produite par la gestation, la constatation de la maladie ne peut qu'en être facilitée d'autant, et l'examen, qui doit conduire à une certitude, ne doit en être que moins long et moins minutieux. Si, en outre, on tient compte de l'état de susceptibilité nerveuse, d'impressionnabilité craintive extrême, très accentué chez les juments pleines, on sera amené à reconnaître que la moindre surprise, la plus légère impression morale, se manifeste, chez elles, avec une véritable exagération de sensibilité. Par conséquent, le moindre indice, si légèrement qu'il se manifeste au premier abord, doit, pour l'observateur attentif et expert, conduire bientôt à une certitude absolue.

Il en résulte donc que, quels qu'ils soient, les procédés d'investigation employés de préférence par le praticien, doivent l'amener vers une solution plus prompte et plus facile que si le sujet, objet de son examen, était dans les conditions d'un cheval hongre, par exemple, pour lequel le doute peut parfois se prolonger plus ou moins longtemps, nécessiter de fort minutieuses et indéfinies recherches, avant qu'une certitude réelle en résulte nette et précise.

Quelle que soit l'idée de chacun sur la supériorité ou l'inanité des moyens employés en pareil cas, nous allons indiquer ceux que nous considérons comme les meilleurs, tant par la simplicité d'exécution, que par les résultats pratiques qu'ils donnent, pour arriver sûrement et promptement à la découverte du mal, quand il existe.

Nous n'ignorons pas que le plus grand nombre des hommes de cheval connaissent ces moyens d'investigation ; mais, nous croyons utile de les relater ici quand même, aussi bien pour les faire connaître à ceux qui les pourraient ignorer, que pour engager tout le monde à les employer de préférence. Chacun évitera ainsi un usage barbare dont le moindre inconvénient est de ne pas, plus que d'autres procédés, donner une certitude, et de mettre inutilement en danger la vie du sujet à expérimenter.

L'un de ces procédés consiste à accélérer, par un exercice forcé, mais de courte durée, le travail respiratoire du cheval. Aussitôt après l'arrêt qui doit être brusque, c'est-à-dire, combiné de façon à faire passer de l'allure la plus rapide possible, à un arrêt spontané, l'observateur, se tenant prêt d'avance, approche son oreille des naseaux du sujet, et, le faisant reculer vivement, brusquement, de quelques pas, percevra de suite, s'il est corneur, le bruit caractéristique de l'affection. Ce bruit se révèlera d'autant plus accentué, que l'animal est plus gravement atteint. Ce moyen d'expérimentation est basé sur le déplacement subit des organes qui se trouvent d'autant plus fortement dérangés, momentanément, que la spontanéité est plus grande dans la manière d'agir.

Un second procédé n'exige même pas que l'animal soit soumis à un exercice préalable quelconque ; voici en quoi il consiste : L'expérimentateur se pose devant le sujet, de façon à le tenir de la main gauche, la tête aussi haut que possible, conservant au bras droit la pleine et entière liberté des mouvements. Il va sans dire que le cheval a dû, avant tout, être placé de telle sorte, qu'il ne puisse ni pivoter, ni avancer, par exemple, dans sa stalle où dans un angle de mur, la tête vers l'angle. Une fois ainsi posé, et saisissant le moment où l'animal est en pleine confiance, l'observateur lui applique, vers le flanc, un coup brusque, (souvent le simulacre de l'attaque suffit seul). Sous l'effet de cette attaque inopinée, la respiration éprouve un soubresaut duquel résulte immédiatement le ronflement caractéristique du cornage. Ce ronflement, sous forme de hoquet, est parfois tellement bruyant, qu'il est aussi facilement perceptible que si le cheval était complétement en action.

Il va de soi, du reste, que dans ce dernier cas comme dans les autres, l'intensité du bruit, de si courte durée qu'il soit, est proportionnelle au degré d'acuité du mal, tout comme, sous l'action de l'exercice et du travail, il est plus ou moins accentué.

Quoi qu'il en soit, si, avant d'en arriver

aux moyens quelconques d'investigation ayant pour but la découverte du mal, on s'attache à ne porter son choix que sur des sujets présentant une conformation parfaite du chanfrein, c'est-à-dire, ayant la tête plutôt camuse que busquée, plutôt courte et carrée que longue et étroite, plutôt plate sur sa partie antérieure que bombée, surtout à la hauteur des yeux, point de réunion du chanfrein au front ; pourvus en outre de ganaches sèches et sensiblement écartées, de naseaux vastes, larges, franchement et naturellement dilatés et faisant, en quelque sorte, saillie sur l'ensemble de la physionomie, on a bien des chances de ne pas mettre la main sur des corneurs.

CHAPITRE VIII

RÉFLEXIONS GÉNÉRALES

Quelques mots de statistique nous semblent trouver ici leur place et présenter quelqu'intérêt, surtout au point de vue des déductions qu'on en peut tirer.

Le rapport dont nous avons déjà parlé à plusieurs reprises dans le cours de ce travail nous fournit, au point de vue de la proportion dans laquelle l'élément corneur a été observé parmi les animaux présentés à l'achat des Haras et rendus aux éleveurs pour cause de cornage reconnu, et pendant une période de huit années, les chiffres suivants :

7.5	0/0 en	1874
5	—	1875
7	—	1876
7	—	1877
9.4	—	1878
11	—	1879
7	—	1880
8	—	1881

Après ces chiffres, l'auteur ajoute : « Cette « proportion très élevée, trop élevée, témoi- « gne, en la justifiant, de la « *sévérité des* « *épreuves* » auxquelles, avant de les livrer, à « l'étalonnage, l'Administration des Haras « soumet les jeunes chevaux qu'elle achète à « l'industrie privée. Je me hâte d'ajouter que « la même sévérité atteint les reproducteurs « qui, au cours de leur carrière, se montrent « envahis par le vice, toujours considéré ici « comme pouvant être transmis à la descen- « dance. C'est, en effet, la première loi à ob- « server par une administration des Haras : « repousser de parti pris, sans considération « atténuante, sans pitié, tous vices, tares ou « infirmités héréditaires. »

D'autre part, dans un tableau attenant au rapport du Directeur Général des haras sur la gestion de l'administration qu'il dirige, pendant l'année 1881, (lu dans la même séance du 7 juin 1882), nous trouvons accusé, le nombre de 40 étalons réformés (pendant ladite année 1881) pour cause de cornage.

Si l'on met en regard de ces chiffres les minutieuses précautions, la « *sévérité des épreuves,* » qui précèdent les achats faits par le service des Haras : si l'on songe à la quantité d'animaux refusés comme corneurs que représentent les moyennes rélevées pendant les huit années que nous venons d'indidiquer, n'est-on pas en droit de s'étonner?

Comment, en effet, expliquer qu'en s'entourant de garanties aussi « sévères, » les Haras aient laissé se glisser un aussi grand nombre de sujets corneurs dans leurs écuries ?

Le temps qu'a duré le séjour, dans les écuries de l'Etat, de ces 40 chevaux réformés après la monte 1881, n'est pas indiqué dans ce document et c'est amèrement que nous regrettons cette lacune. En effet, et bien que, en général, les étalons de l'Etat ne se distinguent pas par une *prolificence* remarquable, ils nous eût paru intéressant de connaître, ne fut-ce qu'approximativement, le nombre de leurs produits entachés dès leur naissance et héréditairement du germe corneur[1].

Faute d'être nanti à ce sujet, de renseignements officiels, nous sommes privé du plaisir que nous eussions éprouvé à édifier le lecteur à cet égard.

Nous nous voyons donc dans l'obligation de nous borner à souhaiter qu'il veuille bien nous tenir compte de l'intention.

Il n'en demeure pas moins très regrettable de constater les funestes conséquences de cet état de choses, et il nous semble que l'administration des Haras ne saurait trop se préoccuper de cette situation funeste et chercher, par toutes les voies possibles, les moyens d'y remédier.

Du court aperçu statistique que nous venons de relever, d'après les documents officiels que nous avons pu avoir sous les yeux, découle tout naturellement la question sui-

[1] Cette faiblesse de puissance prolifique, souvent constatée chez les étalons de l'Etat ; résulte évidemment de causes multiples et diverses. Nous croyons que l'insuffisance de la ration accordée, et aussi le manque d'exercice, entrent pour beaucoup dans cette pauvreté génératrice. Ce serait donc à tort que l'on en imputerait la responsabilité à l'Administration qui ne peut dépasser les ressources qui lui sont accordées ; mais nous croyons qu'il y a là une lacune regrettable sur laquelle on ne saurait trop attirer l'attention de nos législateurs.

vante : Y a-t-il réellement autant de chevaux corneurs que tout le bruit fait, dans ces derniers temps autour de cette affection, tendrait à le faire supposer ? Eh bien, là, franchement, tel n'est pas notre avis. Et, pour notre compte, sans penser à mettre en doute l'existence incontestable du cornage, sans blâmer en aucune façon l'étude de la maladie et des moyens propres à la combattre et à en entraver le développement, nous croyons qu'on s'est tout au moins exagéré, à cet égard, la situation.

Nous étant toujours occupé de toutes les questions chevalines et de ce qui s'y rattache, ayant tour à tour habité différentes localités, nous n'avons gardé souvenir d'avoir vu, tant dans les villes, que dans les campagnes, que de très rares cas de cornage, encore ne passaient-ils que pour des exceptions fort rares, presque des phénomènes.

A Paris, où nous sommes venu nous fixer depuis quelque dix ans, et où, toutes les questions relatives au cheval, ne nous ont pas plus qu'avant laissé indifférent, où au contraire, elle n'ont cessé de nous préoccuper, nous n'avons également observé que fort peu de chevaux corneurs, comparativement à la quantité énorme des animaux de l'espèce qui foulent chaque jour le pavé de la capitale.

Pour quiconque a la moindre notion des choses chevalines et qui a pris la peine de regarder autour de soi, non pas en simple *badaud*, mais avec l'œil de l'observateur, il est notoire qu'à Paris on surcharge les chevaux plus que partout ailleurs. De cet excès de charge, résulte fatalement la nécessité où se trouvent les chevaux de faire, surtout pour franchir certaines montées, ou mauvais passage,s dont le nombre est grand, des efforts démesurés. Sous l'effet de ces efforts excessifs, la respiration, on ne peut le nier, subit la conséquence fatale de ces coups de collier, et il n'est pas de condition plus favorable à la révélation du cornage. Or, malgré toute l'énergie, — souvent assaisonnée d'une pluie de coups, — déployée dans ces circonstances par ces malheureuses victimes de la civilisation, il nous a été bien rarement donné de constater parmi elles des corneurs.

D'autres chevaux employés à la circulation des voyageurs, et Dieu sait si les véhicules de toutes sortes qui parcourent la capitale sont nombreux, ont, pour la majeure partie des courses, des parcours assez longs, sinon assez rapides pour mettre leur respiration à l'épreuve, plus qu'il n'est nécessaire à la reconnaissance du mal. Chez ceux-là, non plus que dans la catégorie précédente, les sujets corneurs nous sont toujours apparus comme de rares exceptions.

Nos investigations, sur les attelages de luxe, nous ont conduit aux mêmes conclusions sur la proportion infiniment minime des sujets accusant les symptômes de cette maladie.

Cependant il est notoire que l'emploi général de l'enrênement exagéré, dans les attelages de luxe, met les chevaux qui les composent dans des conditions essentiellement favorables à la révélation du cornage. Donc ceux qui, parmi eux, sont atteints, si légèrement que ce soit, ne peuvent passer inaperçus à l'œil de quiconque observe tant soit peu.

Non content de nos seules observations nous avons, à cet égard, souvent interrogé des hommes sérieux et attentifs à remarquer autour d'eux toutes les choses hippiques, et le résultat des renseignements, puisés à cette nouvelle source, n'a fait que confirmer, de la façon la plus absolue, nos remarques personnelles. Nous nous croyons donc fondé, comme nous le disions plus haut, à considérer comme très exagérées les proportions que le bruit fait à ce sujet ont donné à l'étendue du mal.

Est-ce à dire qu'il n'y ait pas lieu de s'en préoccuper ? Certes non, telle n'est pas notre conclusion découlant de l'examen de la question telle que nous venons de l'exposer. Nous sommes bien au contraire, nous le répétons, fort d'avis que, tout exagéré qu'il est, le mal est en lui-même assez grave pour justifier toutes les recherches faites en vue de le supprimer ou tout au moins d'en amoindrir la propagation.

Nous ne pouvons donc qu'approuver, hautement et sans restriction, l'administration du souci qu'elle prend d'approfondir le plus possible l'étude de cette déplorable maladie. Et, si, dans une autre partie de notre travail, on a cru voir, de notre part, une tendance à la blâmer, ce n'est vraiment pas de la préoccupation que lui a inspiré, et que lui inspire encore, — nous aimons à le croire, —le cornage en lui-même, mais bien et seulement des procédés et moyens mis en œuvre dans ce but.

CHAPITRE IX

MESURES PROPRES A ARRÊTER LES PROGRÈS DU CORNAGE.

Quant au dernier point d'interrogation posé dans le questionnaire, cité au début de notre ouvrage (page 12 [1]), touchant la réglementation à établir dans le but d'empêcher le cornage de se propager, elle nous semble faire l'objet d'une solution pûrement et exclusivement législative. Nous croyons, d'ailleurs, avoir, au cours de ce travail, suffisamment indiqué les bases sur lesquelles un tel règlement devrait être élaboré, pour ne pas nous y appesantir ici.

[1] 6° Question. Quels sont les moyens, etc.

Dans tous les cas, le cadre que nous nous sommes tracé, en abordant ce sujet, ne nous semble pas comporter les développements qu'une question aussi étendue et aussi complexe exigerait. Nous nous bornerons donc à émettre le vœu que, du jour où l'administration jugerait opportun de prendre une décision à l'égard des mesures à édicter pour combattre les développements du cornage et le voir disparaître entièrement dans un avenir plus ou moins prochain, elle suive une voie autre que celle prise à l'occasion du concours auxquel nous avons fait allusion au début de ce livre.

Le cas échéant, nous souhaiterions la voir s'inspirer de données pratiques, consulter ceux dont l'expérience a dessillé les yeux plutôt que tous les utopistes ou théoriciens du monde, fut-ce même les plus érudits, près desquels elle a tendance à puiser le plus souvent. La lumière, en fait de choses de ce genre, se trouve moins dans un laboratoire que dans l'expérience de l'homme de cheval qui pratique et manipule, si l'on peut s'exprimer ainsi, tous les jours des chevaux, qui vit au milieu d'eux, et pour lequel chaque animal nouveau qui lui passe par les mains est un nouveau sujet d'observation et d'étude.

C'est à la source, vicieuse au premier chef, que nous venons de signaler, et à laquelle elle s'obstine à vouloir exclusivement puiser, que l'administration doit la plupart de ses déboires ; aux décisions inspirées par cette source qu'elle doit l'inanité des mesures qu'elle prend, et qu'elle provoque le mécontentement général, l'hostilité et le dégoût des éleveurs.

Nous apprécions peu, en principe, les éleveurs en chambre et les écuyers de cabinet ou d'antichambres ; nous estimons que c'est seulement en pratiquant, en observant, en prenant ses renseignements n'importe où, sans parti pris, ni prévention, se contentant de contrôler les documents pris un peu partout, que les solutions efficaces peuvent surgir.

C'est, nous n'hésitons pas à le proclamer bien haut, en agissant comme nous l'indiquons, que le but qu'on se propose : anéantissement progressif et complet du cornage, sera atteint ; et cela d'une façon plus rationnelle, moins sujette aux tâtonnements, que par tous les moyens inspirés par les savants, même les plus unanimement reconnus, qui, précisément à cause de leur notoriété, ont une tendance générale à juger sans la moindre crainte de ternir leur réputation et avec une certaine conviction d'infaillibilité.

Certes, il est bien loin de notre esprit de prétendre contester en quoique ce soit, ou seulement amoindrir, la valeur notoire et la haute compétence, la science profondé des éminents savants et professeurs dont les noms figurent dans l'arrêté ministériel reproduit au début de cet ouvrage. Encore bien moins songeons-nous à faire, à l'égard d'aucun d'eux, la moindre personnalité blessante. Mais nous ne pouvons nous défendre de constater, en la déplorant, la tendance générale de tous ces doctrinaires, qui ont pour principal défaut de supporter difficilement la contradiction d'où qu'elle vienne, et de refuser, même, en principe, d'admettre qu'ils puissent ou aient pu se tromper.

D'autres, parmi eux, se bornent à se faire l'écho des doctrines dont ils se sont imbus à telle ou telle École, au cours de leurs études, et qu'ils ont ensuite soutenues et professées eux-mêmes ; ou à chercher des arguments pour soutenir systématiquement ces doctrines, après les avoir adoptées comme fruit de leurs propres découvertes.

Il nous semblerait plus conforme avec la vraie science de tâcher d'être soi-même, de se créer une certaine originalité, au lieu de se contenter de répercuter, en quelque sorte, en se les appropriant, les théories qu'on a trouvées toutes édifiées et auxquelles on s'est dès longtemps habitué. Nul ne peut de bonne foi se décerner un diplôme d'infaillibilité ; et, sans vouloir conseiller à personne d'adopter, sans contrôle ni examen, toute théorie nouvelle, de quelque nature qu'elle soit, nous souhaiterions vivement voir MM. les flambeaux de la science, si éclatante que soit la lumière qui rayonne autour d'eux, moins rétifs à toutes idées autres que les leurs et de quelque source qu'elles émanent.

Nous osons espérer que ces Messieurs voudront bien nous pardonner et ne voir dans notre livre que le fruit de longues observations et de minutieuses études, qui, pour être plus pratiques que théoriques, nous le déclarons, n'en sont pas moins sérieuses. M. Gayot lui-même ne nous gardera pas rancune de l'avoir, en quelque sorte, pris un peu à partie, et consentira, nous n'en doutons pas, à nous décerner un bill complet d'absolution.

Les uns et les autres, si rebelles qu'ils se montrent à vérifier l'exactitude de notre dire sur le cornage, avant de le rejeter, s'il est re-

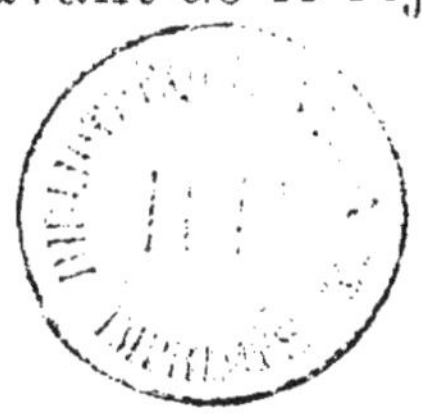

connu erroné après examen, voudront bien se convaincre que le seul inspirateur de notre ouvrage a été le désir de contribuer de notre faible concours, à faire la lumière sur cette question de la plus haute importance pour l'élevage national. Notre vœu le plus cher est, en effet, de la voir sortir bientôt du cercle des suppositions et des discussions, aussi oiseuses que contradictoires, et entrer franchement et clairement dans la phase d'une solution nette et plausible. Notre satisfaction personnelle sera complète si notre faible concours peut aider à un tel résultat, et notre ambition sera satisfaite pleinement si nous avons pu y contribuer.

CHAPITRE X

CONCLUSION

Pour tirer de tout ce qui précède des conclusions utiles et pratiques, il nous semble à propos de résumer ici les quelques observations suivantes :

Déjà nous avons exprimé le souhait que, le jour ou elle jugera opportun de réglementer législativement les mesures propres à arrêter la propagation du cornage, l'administration s'inspire plus de l'expérience que de la théorie ; mais il est un point que nous regardons comme d'une importance capitale, quoique ne l'ayant pas abordé jusqu'ici, et sur lequel nous croyons utile d'arrêter un moment l'attention.

Partout et toujours ce sont les étalons seuls qui préoccupent l'administration et concentrent les soucis des éleveurs ; ce sont eux qui atteignent les prix les plus fabuleux et à qui est imputée toute la puissance amélioratrice.

Pour le cornage il en est de même, c'est encore vers l'étalon que tous les regards se tournent, sur lui et ce qui tient à lui que se concentrent exclusivement toutes les recherches ayant pour but la reconnaissnce ou les moyens d'atténuation du mal.

Jusqu'à quand s'obstinera-t-on à n'attacher à la jument qu'une importance tout à fait secondaire et à ne lui reconnaître qu'un rôle aussi effacé dans la reproduction, une puissance aussi nulle dans la transmission des qualités ou défauts qui caractérisent la race ou la famille auxquelles elle appartient? Combien il y a loin d'une semblable indifférence chez nous, à la doctrine inculquée avec tant de soin par Mahomet, ce grand homme de cheval, à ses adeptes ! Ne leur disait-il pas, en effet, après l'avoir fait inscrire dans son Coran en lettres d'or, que, à côté du cheval, qu'il immortalisait presque, était la jument, sorte de divinité plus précieuse encore, à laquelle on ne saurait jamais prodiguer trop de soins, ni accorder trop de respectueuse sollicitude ? N'est-ce pas de cette divine et incomparable servante qu'il disait que celui à qui il était donné de s'asseoir sur son noble rein, était favorisé d'Allah et qu'il devait s'y considérer comme occupant une place d'honneur ? Aussi avec quel fanatisme le musulman prend-t-il soin de ses chevaux, quelles privations lui semblent trop dures à supporter pour sa jument, mère de sa jument, dont il se séparerait plus difficilement que de sa famille et qu'il ne vendrait pas, même au poids de l'or ! Si ce grand génie qui fanatisa ainsi ses fidèles, à l'égard du cheval, leur a recommandé si particulièrement la jument, on peut facilement en déduire toute la prépondérance qu'il lui attribuait dans la reproduction, et toute la valeur qu'il lui reconnaissait transmettre à sa descendance.

Nous avons pris ce chemin détourné pour donner plus de force à notre conclusion, qu'il faut, au point de vue du cornage, comme pour tout ce qui touche au cheval, laisser à chacun des sexes sa valeur intrinsèque et ne jamais prendre souci de l'un abstraction faite de l'autre.

Si donc on veut voir ce fléau disparaître, le premier, le plus sûr, pour ne pas dire le seul moyen pratique et qui dispenserait avantageusement de toutes mesures législatives plus ou moins faciles à rédiger, plus difficiles à faire exécuter et presque toujours plus ou moins vexatoires, ce serait d'éloigner, sans pitié ni restriction, de la reproduction, tout animal malade, quel qu'en soit le sexe.

Or, que faut-il faire pour obtenir des éleveurs cette exclusion formelle? Purement et simplement les éclairer sur la reconnaissance certaine de la maladie et leur faire sentir toute l'importance, pour l'avenir de l'élevage, qu'une telle exclusion peut avoir, comparée aux conséquences bienfaisantes d'une immuable et énergique circonspection dans les accouplements. Car, nous l'affirmons de nouveau, du jour où l'on s'attachera à ne livrer à la reproduction que des animaux mâles et femelles d'une structure phrénologique parfaite, le cornage disparaîtra comme par enchantement. Et quand l'administration voudra faciliter les éleveurs d'une façon pratique et n'affectant aucun caractère vexatoire, il lui suffira d'exiger l'application, partout, des lois des 16-24 août 1790, 28 septembre et 6 octobre 1791 et 15 juillet 1797, et leur mise à exécution, en vue de la reconnaissance et de la désignation des animaux corneurs.

Ces lois n'ont jamais été abrogées [1] et nous estimons qu'aucune législation nouvelle ne serait plus efficace et d'une exécution plus facile. Il ne faudrait que la faire exécuter dans un esprit spécial et dans un but nettement déterminé.

Nous ne cherchons en aucune manière à faire prévaloir cette législation, sur toute autre qui pourrait lui être préférée ; mais, si nous y insistons, ce n'est que parce que nous la regardons comme tout au moins digne de fixer l'attention générale.

Quant à nous, nous le répétons en terminant, la réalisation de notre rêve le plus cher, se trouvera dans la certitude d'avoir, pour notre faible part, contribué à élucider cette grave question.

[1] La visite sanitaire obligatoire annuelle, résultant de ces lois, a toujours été maintenue, notamment dans la Seine-Inférieure, où elle produit d'excellents résultats et ne motive aucune protestation.

FIN

TABLE DES MATIÈRES

FIN DE LA TABLE

Imprimerie de DESTENAY, à Saint-Amand (Cher.)

www.ingramcontent.com/pod-product-compliance
Ingram Content Group UK Ltd.
Pitfield, Milton Keynes, MK11 3LW, UK
UKHW021105260726
13994UKWH00002B/712